海 水 淹 溺

主　编　段蕴铀　韩志海

副主编　金发光　张建鹏　田　光
　　　　丁新民

编　委　（按章节顺序）
　　　　芮　萌　刘于红　张新红
　　　　王晓光　李　毅　冯华松
　　　　薛志强　彭朝胜　赵晓巍
　　　　胡惠军　孟激光　胡晓红

U0213618

军事医学科学出版社
·北 京·

图书在版编目(CIP)数据

海水淹溺/段蕴铀,韩志海主编.
－－北京:军事医学科学出版社,2012.6
ISBN 978－7－80245－977－9

Ⅰ.①海… Ⅱ.①段… ②韩… Ⅲ.①淹溺－诊疗
Ⅳ.①R649.3

中国版本图书馆 CIP 数据核字(2012)第 105447 号

策划编辑:李 玫　　责任编辑:蔡美娇
出 版 人:孙 宇
出　　　版:军事医学科学出版社
地　　　址:北京市海淀区太平路 27 号
邮　　　编:100850
联系电话:发行部:(010)66931049
　　　　　编辑部:(010)66931127,66931039,66931038
传　　　真:(010)63801284
网　　　址:http://www.mmsp.cn
印　　　装:北京宏伟双华印刷有限公司
发　　　行:新华书店

开　　　本:850mm×1168mm　1/32
印　　　张:5
字　　　数:210 千字
版　　　次:2013 年 8 月第 1 版
印　　　次:2013 年 8 月第 1 次
定　　　价:22.00 元

本社图书凡缺、损、倒、脱页者,本社发行部负责调换

内容提要

  本书共分七章 23 节。主要阐述了淹溺及海水淹溺定义的来源及变迁;从细胞学、分子生物学、病理学、病理生理学等方面阐述了海水淹溺的发病机制;详细介绍了海水淹溺的临床表现及诊断;从基础救治、药物学、机械通气学等方面详细论述了海水淹溺目前国内外治疗的要点及新技术。最后介绍了目前在海水淹溺研究中的实验技术。

序

在全体编撰人员的共同努力下,《海水淹溺》一书付梓出版,即将与读者见面。在此,表示热烈的祝贺,并向付出艰辛努力的全体人员表示诚挚的慰问!

海水淹溺作为海战伤的主要伤情,是海上落水人员致死率最高的原因之一,也是海军军事医学研究的重要内容。长期以来,海军卫生系统始终坚持把海战伤研究放在发展海军军事医学的突出位置来抓,在理论和应用两个领域不断深入研究实践,成绩喜人、成果丰硕。尤其是在海水淹溺研究中,以海军总医院段蕴铀教授领衔的研究团队,联合第四军医大学唐都医院、武警总医院、沈阳军区第313 医院等单位,能力协作、优势互补,从基础到临床、从微观到宏观,通过不断潜心研究、深入探索,由实践到理论、再由理论指导实践,最终将付出的汗水、取得的成果凝集成这本《海水淹溺》,以饴读者。

《海水淹溺》从概念定义入手,在细胞和分子生物学水平深刻揭示了海水淹弱的致病机理,科学阐明了机体的病理和病理生理学变化;从致病原因出发,用救治一线角度详细讲解了海水淹溺的临床表现,系统介绍了临床诊断和治疗的方法。特别是重点阐述了海水淹溺致急性肺损伤理论，为海水淹溺救治奠定了理论基础和科学依据。《海水淹溺》内容丰富、科学实用，不仅是一本系统完整的海水淹溺救治的指导书籍，更是一本不可多得的海军军事医学辅导教材，对于丰富和完善海战伤救治理论和应用体系、促进海战伤救治能力和水平的提高，必将发挥出其重要价值和积极作用。

海后卫生部部长　管柏林

二〇一三年七月

前　言

　　淹溺是一个主要的但又经常被忽略的公共安全问题。在战时,淹溺是海上作战时第二位的致死原因;在平时,淹溺也是海上作业、运输、竞技等活动时重要的突发和多发事件。我国是一个海洋大国,拥有 18 400 公里的海岸线和 300 多万平方公里的海域管辖面积。随着我国经济的发展及世界性能源危机的发生,而世界各国的海上经济和军事行动范围日益扩大,频率也日益增加,海上作业、运输及战争等导致的落水事故日益增多。同时随着全球性环境恶化,海啸等灾难事件近年来有增多的趋势,海水淹溺事件的发生也日渐增多。然而,近 20 年来,能用于海水淹溺救治的医学研究却日渐萎缩,由于海水淹溺的特殊性,新的救治技术、救治理念能否用于海水淹溺的救治不得而知。因此,对海水淹溺进行深入和系统的基础与临床研究显得具有客观的社会和军事意义。

　　以中国人民解放军海军总医院呼吸科为主的医学科研团队,为了适应我国海军及国民经济的迅猛发展对海上急救的需求,自 20 世纪末至今的近 20 年的时间里,先后投入了 20 余名硕士、博士对海水淹溺进行了系列研究。我们首先规范了海水淹溺的定义。海水淹溺后引起的表现,既往国内多命名为海水淹溺型肺水肿,而肺水肿系一种病理表现,作为一种特殊疾病命名有待商榷。国外 Szpilman 等多对淹溺程度进行分级,并未将其单独列为独立的病症,而且存在诸多争议。上述争议造成在既往的海水淹溺实验研究及临床救治研究中造成诸多的混乱和歧义。海水淹溺实际是一种综合征。

我们根据 1992 年美欧急性呼吸窘迫综合征联合委员会（AECC）推出的共识，认为急性肺损伤是急性呼吸窘迫综合征的轻症或前期，其原因包括肺炎、淹溺等因素。据此，在对海水淹溺进行深入研究后，我们提出海水淹溺致急性肺损伤的概念：即海水淹溺作为肺的直接损伤因素导致的急性肺损伤。并据此成功制作了兔、鼠等动物实验模型，为后续研究奠定了基础。

在后续的系列研究中，我们对海水淹溺的发病机制、病理及病理生理学、分子生物学、影像学、诊断学、药物治疗学、机械通气治疗、高压氧治疗等进行了深入研究。在此基础上，我们组织了参与研究的近 20 位专家，共同编写了此书，试图将海水淹溺从定义、基础理论到各种救治手段及流程进行了全面阐述，尽量做到理论与实践相结合，供同行借鉴。但遗憾的是，由于海水淹溺具有突发性、群体性，本书中的数据及结论大多来自文献、动物实验结果，临床资料略显不足，这有待后续长期的研究加以弥补。

在本书的编写过程中，我们力求客观、准确、创新，避免重复，努力将我们和其他同道们最新的研究成果展献给读者，但限于编者的学术水平和经验，书中错漏之处在所难免。敬请各位专家、学者和广大读者批评指正。在本书的编写过程中得到军事医学科学出版社的大力支持，在此一并表示诚挚的敬意。

段蕴铀 韩志海
中国人民解放军海军总医院
2013 年 7 月

目　　录

>> 第一章 概 论

第一节 淹溺定义的演变

淹溺在《多兰医学词典》中定义为因肺内充满水或其他物质/液体使气体无法交换引起的窒息和死亡。然而实际情况是淹溺受害者经常只吸入少量水,肺部也是很少充满水。此外淹溺就意味着死亡,与许多受害者复苏后最终康复的现象亦不相符。为了使淹溺定义更接近淹溺的病理生理过程和临床意义,1971 年 Modell 提出了一系列亚定义,并于 1981 年略作修改,形成了以下定义:①无吸入淹溺:淹没于液体中时死于呼吸道阻塞和窒息;②吸入淹溺:淹没时死于窒息联合吸入液体引起的变化的综合效应;③无吸入近乎淹溺:淹没于液体窒息后仍能存活,至少能短暂存活;④吸入近乎淹溺:淹没时吸入液体后仍能存活,至少能短暂存活。

此后,还出现了许多其他相关的术语,例如淹溺和近乎淹溺,干性淹溺和湿性淹溺,主动淹溺和被动淹溺,原发淹溺和继发淹溺等等。从英文翻译成其他语种后,又各自赋予了具有本地特色的含义。在中文里淹溺(drowning)是指人淹没于水或其他液体后液体充塞呼吸道及肺泡或反射性引起喉痉挛发生窒息和缺氧,处于临床死亡状态[呼吸和(或)心搏停止],表现为意识丧失、呼吸停止或大动脉搏动消失。近乎淹溺(near drowning)是指浸没后暂时性窒息,尚有大动脉搏动,经处理后至少存活 24 h 或浸没后经紧急心肺复苏存活者称近乎淹溺。在此近乎淹溺有了 24 h 的时间期限,而淹溺则是致死性事件。湿性淹溺(wet drowning)定义为喉部肌肉松弛吸入大量水分(22 ml/kg)充塞呼吸道和肺泡而窒息。大量水进入呼吸道数秒钟后意识丧失,继而发生呼吸和心搏停止,占淹溺者的80%～90%。干性淹溺(dry drowning)则指喉痉挛导致窒息,呼吸道和肺泡很少或无水吸入,占淹溺者的10%～20%。淹溺后短暂恢复数分钟到数日,最终死于淹溺并发症者为继发性淹溺(secondary drowning)。

淹溺是可预防的,而且机会很大。为了更有效地预防淹溺发生,需要制订计划和政策,向公众宣布已知的危险因素。但因为已有概念的多样性使得分析和解释已发表的研究困难重重,流行病学资料的收集亦因缺乏统一和国际公认的定义而受阻。定义的多变容易使人低估淹溺问题,在临床上亦容易引起概念的混淆。特别典型的例子是淹没后心脏停搏者应属于淹溺,心肺复苏成功后,受害者应重新分类在近乎淹溺,如因病情进一步发展而死亡,那么受害者是死于淹溺并发症还是近乎淹溺并发症,按照已有的定义是难以确定的。由此,2002年在荷兰阿姆斯特丹举行的第一届世界淹溺大会上,专家们就淹溺达成了具有乌特斯坦风格的共识。重新定义淹溺是一个因淹没或沉浸于液体经历呼吸系统损害的过程,在这个过程后受害者可能死亡,亦可能存活。并且强调呼吸系统损害是所有淹溺者唯一共性的特征。因为有无目击者直接影响淹溺者预后,大会还将淹溺分为目击淹溺和无目击淹溺。

为了全面理解淹溺的生理反应,与会专家还把淹溺过程定义为一个连续统一体,当受害者气道位于液体(通常是水)表面下时开始启动,此时受害者通常都会自动屏住呼吸,继之因口咽部或喉部存有液体诱发喉痉挛,引起不自主的呼吸暂停。在呼吸暂停和喉痉挛时期,受害者因不能呼吸气体,导致氧气耗竭,二氧化碳不能排出,出现高碳酸血症、低氧血症和酸中毒。这时受害者通常会吞咽大量的水,呼吸运动变得积极主动,但因为喉部阻塞没有空气交换,动脉血氧分压进一步降低,喉痉挛减轻,开始主动呼吸液体,吸入液体量因受害者而异。肺部、体液、血气、酸碱平衡、电解质浓度的变化与吸入液体成分和体积以及淹没持续时间长短有关。

根据新定义海水/淡水淹溺可称为淹没或沉浸在海水/淡水中经历的呼吸系统受损的过程。

第二节　淹溺发病情况

淹溺是一个主要的但又经常被忽略的公共卫生问题。20世纪90年代末世界银行和WHO公布的第一个全球疾病负担（global burden of disease，GBD）就指出淹溺是最常见的死亡原因之一。2002年WHO报告显示每年全球有45万人死于溺水，非致死性溺水发生率比致死性溺水高出2倍以上。2008年发布的《世界儿童伤害预防报告》也显示非致命性溺水对终身健康和经济造成的影响超过任何其他伤害。尽管淹溺盛行，但近20年能应用于医学救治的新信息却相当匮乏。因此有关淹溺的基础和临床研究具有客观的社会和经济意义。

淹溺具有突发性、对落水人员造成的精神心理冲击大等特点，尤其海水淹溺比淡水淹溺伤情重、病情复杂、进展快、救治不及时、难度大，在航海事故中占52%～65%。此外在海边游泳时亦常有海水淹溺发生，海上战争和海啸时更会出现大量的人员淹溺。每年因海水淹溺而死亡的人数居意外死亡人数的第3位。海水淹溺的研究在国外可追溯至20世纪20年代，在我国起步较晚，只是近20年医学工作者才逐步认识到其研究的重要性和紧迫性。研究者多利用犬、羊、兔、鼠等动物建立海水淹溺模型，从症状体征、发病机制、临床救治等方面对海水淹溺进行探讨。

第三节　海水淹溺基础研究

海水淹溺早期研究内容相对集中在症状、体征和病理的改变，多采用沉浸、吸入等手段。随着实验方法的改进，现在多采用可控性较强的气管灌注法,研究内容亦更倾向于发病机制和临床救治的探讨。由于实验条件不同,检测手段各异,实验结果亦不尽相同。但共同的结论是淹溺导致海水吸入不仅会直接损伤肺实质细胞,而且还会通过激活急性炎症反应,引起肺局部,甚至全身炎症反应综合征,形成海水淹溺型急性肺损伤(seawater drowning induced acute lung injury,SWD-ALI),进一步可发展为海水淹溺型急性呼吸窘迫综合征(seawater drowning induced acute respiratory distress syndrome, SWD-ARDS)。海水淹溺性肺水肿只是 SWD-ALI 的一个病理表现或前期阶段。

1. 动物模型 自从1921 年 Cettler 用氯化物试验判定溺死后,许多学者利用完全沉浸的方法探讨了淹溺过程中血清电解质浓度的变化。在这些研究中,电解质的变化意义深远。但吸入型淹溺模型及临床救治淹溺患者的经验提示显著的电解质改变很罕见,而且不是溺死的主要原因。Modell 曾报道狗淹溺后动脉血钠、氯、钾的改变是瞬间的,所有这些指标都可迅速恢复正常,如果在沉浸1 h 后检测,均在正常范围。一项包括 2304 份淹溺病历的研究亦显示,没有一个患者需要立即纠正电解质,因为人淹溺时一般不会吸入足以引起电解质明显紊乱的液体量。

近几十年国内外建立海水淹溺模型多采用气管灌注法。实验者通过气管插管按一定剂量灌注海水,建立 SWD-ALI/ARDS 模型,灌注量以 4 ml/kg 体重为多。但这个剂量在建模过程中,实验动物损伤较重、死亡率较高、稳定性和重复性较差,不利于进一步的研究观测。Orlowski 曾报道吸入 1~3 ml/kg 体重的液体就足以使人产生肺气体交换功能的显著障碍,肺顺应性可降低 10%~40%。国内金发光、韩志海等试用 2 ml/kg 体重海水灌注新西兰兔,结果发现海水灌注后实验动物立即出现呼吸窘迫,唇色发绀,肺部满布湿啰音,氧合指数迅速降至 200~300 mmHg。肺损伤指标湿干重比值(wet to dry weight ratio, W/D)明显高于对照组,并于 3 h 达到高峰。肺通透指数(lung permeability index, LPI)1 h 时已显著增高,6 h后基本维持在高峰水平,提示肺泡毛细血管通透性的增加持续存在。肺CT检查显示双肺出现了不均匀的磨玻璃样浸润影,低垂部位则出现了实变影。部分成模动物测定肺动脉楔压(pulmonary arterial wedge pressure, PAWP),结果均≤18 mmHg。按照2000年中华医学会呼吸病学分会推荐的 ALI 诊断标准,2 ml/kg体重海水足以形成SWD-ALI动物模型。

2. 海水淹溺与淡水淹溺 早在1947年,Swann和他的同事就首次证实了淡水和海水淹溺时血流动力学变化有着显著不同。这与两者不同的理化性质有关。与体液相比,海水是高渗性液体,淡水是低渗性液体,这是两者最大的差别,由此对血容量造成的影响也是有差异的。淡水淹溺时,肺内低渗液体向循环系统急速扩散,导致血液稀释、血容量增多和血压升高,但这种血容量增加可以在较短时间恢复正常。电解质紊乱表现为血钠、氯减少,血钾升高。海水淹溺时,由于海水含有约3.5%浓氯化钠和大量的钙盐、镁盐,受浓度梯度的影响,水中电解质向血管内扩散,血液则以相似的流程向肺泡内扩散,导致血液浓缩、低血容量和血压降低。我们的兔SWD-ALI模型研究亦提示海水组血压明显降低,淡水组平均动脉压于5 min呈一过性升高后,逐渐降至与起点相近水平,这与血容量渗透性改变的理论是一致的。但与Modell等的研究相似,各组血清电解质的变化并不显著。

为了比较淡水和海水淹溺肺损伤严重程度,金发光等将体重相仿的新西兰兔随机分组,严格控制手术条件,以同样速度(1 ml/min),经气管插管灌注同等剂量淡水和海水(2 ml/kg体重),并在灌注后统一时间放血处死实验动物。结果发现淡水灌入能使实验动物呼吸频率迅速升高,呛咳明显,但无一例死亡,历时3 h后呼吸道症状逐渐恢复至起点水平,肺部听诊湿啰音始终不明显;氧合指数0.5 h时一过性降低,1 h迅速升至300 mmHg以上,2 h已接近正常水平。而灌注海水后,实验动物立即呼吸急促,唇色发绀,肺部满布湿啰音,尤其以双下肺为重,呼吸频率显著

▶▶ **海水淹溺**

高于淡水组;氧合指数亦在 0.5 h 降至最低(203.76 mmHg),1~3 h 有轻度升高,但持续在 300 mmHg 以下,直至 6 h 才达到 308 mmHg,与淡水组相比,各时间点均有显著差异。该组动物死亡率为 14.29%。根据 Szpilman 的淹溺分级标准,结合血压变化趋势,淡水组淹溺损伤程度仅为 1 级,而同等剂量淹溺的海水组则高达 4 级。缺氧是淹溺后最主要的病理生理改变。同等剂量淡水和海水对条件相仿的新西兰兔造成的缺氧程度差异显著,提示吸入液体成分也是影响缺氧严重程度的重要因素。关于 $PaCO_2$ 的变化,各研究小组因实验实施条件不同,结果并不统一。Swann 等人的实验显示,淹溺后动物出现高碳酸血症。而我们的实验动物 $PaCO_2$ 一直低于正常水平,血气分析结果显示呼碱代酸基本贯穿于实验全过程,尤其以海水组突出。这一点与 Modell 等人的实验结果亦是一致的。

从 3 h 兔肺大体标本和病理切片来看,海水组肺体积、重量明显增大,充血水肿以及炎症细胞浸润的范围和程度等均比淡水组严重,肺病理评分(lung pathologic score, LPS)亦显著高于淡水组。但淡水 3 h 组肺毛细血管淤血以及肺泡塌陷萎缩比较突出,部分视野还可见气道黏膜上皮细胞脱落现象。正是这些征象使得淡水 3 h 组肺病理评分远远高于对照组(实验动物完成气管插管操作,不灌注液体,直接抽血处死)。随着时间的延长,海水组炎症细胞浸润、肺泡水肿、萎陷等 ALI 特征性病变进行性加重,海水 6 h 组病理评分亦进一步升高,而淡水组变化不明显。同步检测各时间点肺 W/D 以及 LPI 也能证明海水淹溺所致肺充血水肿、肺组织通透性改变比淡水淹溺更为严重持久。

HE 染色显示正常肺组织罕见炎症细胞,淡水组和海水组均可见炎症细胞浸润,只是海水组炎症浸润细胞更多。淡水和海水灌注后,肺组织髓过氧化物酶(MPO)、丙二醛(MDA)水平明显增加,超氧化物歧化酶(SOD)活性明显降低,海水组增高的 MPO、MDA 数值将近淡水组 2 倍,SOD 活性的降低亦比淡水组显著。提示海水淹溺诱导的肺组织中性粒细胞(polymorphonuclear neutro-phil,PMN)浸润和氧化/抗氧化系统失衡的程度比淡水更严重。

淡水和海水灌注均可引起不同程度的炎症反应和抗炎症反应。海水组肺组织核因子(nuclear factor,NF)-κB持续活化,尤以6 h最为突出;淡水组仅在3 h有短暂的轻度升高。相应地,海水组肺组织白介素(interleukin,IL)-1β、肿瘤坏死因子(tumor necrosis fac-tor,TNF)含量也明显高于淡水组。IL-10的变化趋势与IL-1β、TNF-α相似,只是增加的抗炎反应不足以抵消炎症反应,导致肺损伤的形成。由此可见海水或淡水淹溺引发了ALI共同的发病机制,不仅会直接损伤肺实质细胞,还会激活伴有抗炎反应的急性炎症反应。这种继发性损害有利于扩大淹溺损伤的范围。

总之,同等剂量前提下,海水比淡水可产生更严重的肺实质损害和更显著的炎症反应。局部肺组织炎症因子的升高和PMN的浸润与液体灌注后肺损伤的程度相一致。

3.发病机制 SWD-ALI/ARDS发病机制尚未完全阐明,目前研究多集中在发病过程中的细胞与分子生物学机制。海水淹溺后PMN计数及其在炎症细胞中比例的升高、肺组织NF-κB活性的显著增加,以及肺组织和动脉血TNF-α、IL-1β、IL-6、IL-8、IL-10等细胞因子的高分泌状态表明肺局部及全身性防御反应的激活。各细胞因子与肺病理评分的相关性,更是进一步证实炎症参与了SWD-ALI的发病过程。

(1)细胞学机制

PMN作为机体非特异防御反应的主要执行者,在炎症反应中同样扮演重要角色,其适时适度的凋亡既利于有效地发挥防御功能,又有助于避免炎症的过度激活、扩散和迁移。PMN凋亡假说已成为许多全身炎症性疾病研究热点。抑制PMN凋亡或抑制凋亡PMN清除被认为是ALI/ARDS重要发病机制之一。SWD-ALI模型中兔动脉血及支气管肺泡灌洗液(BALF)中PMN凋亡均受到显著抑制,PMN计数显著增加,持续增高的百分比提示PMN在炎症细胞中已占据主导地位,成为 SWD-ALI 早期最主要的炎症效应细胞。当 PMN 凋亡率降至最低时(淹溺后 6 h),肺组织切片显示损伤部位以炎症细胞浸润、肺泡水肿为最突出的病理表现,并且这种显著的炎症细胞效应延续至 12 h。进一步分析 PMN 计数与 LPI 和 LPS 的相关性亦具有显著的统计学意义。

MPO 是 PMN 嗜苯胺蓝颗粒释放的过氧化物酶类,可作为 PMN 活性标志,用于判断 PMN 在肺内的浸润程度。MDA 用于反映氧化应激程度。PMN 弹性蛋白酶(NE)是最具破坏力的酶,被称为引起 ALI 炎症级联反应的主要终效应因子。海水淹溺后肺组织 MPO 活力亦显著升高,MDA、NE 的浓度迅速增高,并保持着高度的相关性,在 SWD-ALI 发生发展过程中协同起着损伤肺泡上皮和血管内皮细胞、增加微血管及肺泡上皮通透性、破坏基底膜完整性,加重肺损伤的作用。PMN 活化与 TNF-α、IL-1β 等促炎症细胞因子间的正反馈作用亦构成了炎性损伤的级联放大效应。

此外,巨噬细胞及血管内皮细胞亦存在 NF-κB 活化,亦可分泌 TNF-α、IL-1β 等炎症分子,对启动和维持炎症反应起重要作用。

(2)分子生物学机制

NF-κB 被称为炎症反应关键性控制点,其作用犹如核内炎症介质基因转录的启动开关。SWD-ALI 时 NF-κB 同样表现出中心调控作用,NF-κB 的激活参与了肺损伤发生、发展的进程。NF-κB 活化的调节途径有正、负反馈两个方向,TNF-α、IL-1β 等促炎症细胞因子是 NF-κB 的强烈激活剂,同时又是其诱导基因的产物,该正反馈机制能促使炎症反应的扩大和持续。而抗炎细胞因子 IL-10 等则有抑制 NF-κB 活化的功能,NF-κB 状态取决于占优势的调节方式。海水淹溺后早期伴随 NF-κB 转录活性的上升,肺组织中 TNF-α、IL-1β 浓度也在相应增加,并与 LPI、肺损伤程度的动态演变密切相关,尤其 IL-1β 在监测的 24 h 内始终与 NF-κB 活性保持相关性,该正反馈机制促使着炎症反应的扩大和持续。转录因子和促炎症细胞因子在不同层面协同参与了 SWD-ALI 的发病机制。IL-10 表达量虽然亦明显增高,但未能表现出抑制 NF-κB 转录活性的作用。正、负反馈调节的不协调性进一步导致大量促炎和抗炎介质的释放及组织的损伤,甚至造成全身炎症反应综合征(systemic inflammatory response syndrome,SIRS)和代偿性抗炎反应综合征(compensatory anti-inflammatory response syndrome,CARS)的失衡。因此,在救治海水淹溺患者时,应及时适当应用抗炎药物,以预防或减轻急性炎症反应可能造成的进一步损害。

钠水主动转运系统主要由钠离子通道(ENaC)、Na^+-K^+-ATP 酶(NKA,又称钠钾泵)和水通道(AQP)组成。ENaC 主要功能是将 Na^+ 摄入细胞内,对 Na^+ 有高度选择性,Na^+ 转运的同时伴有水和 Cl^- 的重吸收。NKA 是一种膜转运蛋白,它可水解 ATP 释放能量,在肺主要分布于肺泡 II 型细胞膜上。AQP 是一种可调节进出细胞膜水的同源蛋白质的总称,它不仅参与生理状态下液体的转运,可能还与病理状态下液体的转运失衡有关。肺泡内液体的吸收一般先是肺泡液中的 Na^+ 通过肺泡腔侧的 ENaC 进入细胞内,再经基底侧的 NKA 入肺间质。肺泡内的水则由钠转运后造成的渗透压梯度驱动,或经过 AQP 蛋白再进入血循环。当某一个环节的通道功能受损时,便会出现肺水吸收障碍。海水淹溺后,肺泡上皮细胞同时承受着缺氧和渗透性、化学性、机械性损害,肺毛细血管膜或水肿或断裂,细胞膜通透性增加,肺内液体渗出与清除严重失衡,导致水肿液大量产生。

淹溺导致的肺泡细胞内 Ca^{2+} 沉积与肺泡细胞受损的程度呈正相关。淹溺时肺内细胞色素氧化酶和 NKA 活性的显著降低,一方面使得细胞内线粒体氧化-磷酸化障碍,ATP 生成减少,Ca^{2+} 效应降低增加了细胞内 Ca^{2+} 含量,另一方面,细胞内 Na^+ 大量积聚,Na^+、Ca^{2+} 交换增强,使原有的细胞内钙超载更为严重。进入胞内的大量 Ca^{2+} 结合胞浆中的钙调素,诱发肺组织 c-Fos 基因的快速表达,生成大量 Fos 蛋白。Fos 蛋白进一步与核蛋白 Jun 结合,形成异源二聚体 Fos/Jun，即 AP-1。后者通过与 AP-1 位点结合，调节目的基因表达，使快速短暂的刺激得以发挥长时程效应。由此 Ca^{2+}-Fos 传导途径作为海水淹溺后应激反应的重要组成环节成为 SWD-ALI 不断发展恶化的重要环节。

血管内皮生长因子（vascular endothelial growth factor，VEGF）是一种多性能生长因子，主要在肺内合成，且大多来源于肺泡型上皮细胞，在肺泡内的含量是血浆的 500 倍，在调节血管功能方面起着重要作用。海水淹溺后，一方面肺泡结构破坏，细胞大量受损，丧失生成 VEGF 的能力，肺组织及 BALF 中 VEGF 表达明显减少，另一方面肺泡-毛细血管屏障破坏，VEGF 向血液中释放，导致血清 VEGF 水平显著增高。局部及血清 VEGF 均与肺损伤程度显著相关。

正常生理状态下，血栓烷 A_2 和前列环素稳定产物血栓烷 B_2（TXB_2）和 6-酮-前列腺素 $F_{1\alpha}$（6-Keto-$PGF_{1\alpha}$）的比值 T/P 保持恒定，维持着血管和血小板的正常生理功能。SWD-ALI 时血浆 TXB_2 和 6-Keto-$PGF_{1\alpha}$ 均有增高，但 TXB_2 升高更为显著，高浓度 TXB_2 完全掩盖了 6-Keto-$PGF_{1\alpha}$ 的保护效应，一方面使支气管平滑肌收缩，气道阻力增加，肺泡通气功能降低，使海水灌注引起的乏氧性缺氧更为严重；另一方面使肺血管平滑肌收缩，血管阻力增加，肺动脉压升高，肺循环血量减少，缺血加重。T/P 比值升高成为导致海水淹溺型肺损伤的重要因素之一。

4. 病理　海水淹溺后实验动物肺大体标本重量显著增加、体积明显增大，重力依赖区坚实，瘀血、水肿明显，呈暗红或暗紫红的肝样变，肺切面潮湿，支气管和气管内充满白色泡沫，通过改变体位，可引流出一些液体。光镜下可见炎症细胞浸润，肺泡及肺间质水肿明显，肺泡隔毛细血管充血扩张，有少量微血栓形成，部分小气管或小血管周围出现套状水肿或出血，肺泡腔内可见蛋白渗出物，部分肺泡隔断裂，肺泡融合，出现局灶性肺不张及代偿性肺气肿。由于动物研究多为急性期实验，观察时间较短，肺纤维化不是很明显。透射电镜下可见肺组织细胞大量线粒体肿胀、空泡化,线粒体嵴断裂;Ⅰ、Ⅱ型上皮细胞胞体肿胀,可见较多Ⅱ型上皮细胞脱入肺泡腔;肺毛细血管内皮细胞胞膜受损,胞体肿胀空泡化明显,上皮基底膜断裂,使血管腔和肺泡腔相通或直接暴露于肺泡腔。

5. 病理生理 缺氧是淹溺后最主要的病理生理改变。早期可因喉头、气管反射性痉挛引起急性缺氧,受害者主动或被动吸入液体后,缺氧主要与肺病理和形态的改变有关。高渗海水吸入后可直接引起肺毛细血管内皮细胞和肺泡上皮细胞损伤,肺泡膜通透性增加,肺表面活性物质减少,引起分布不均一的肺水肿和肺不张,使功能残气量和有效参与气体交换的肺泡数量减少,进而通气/血流比例失调、肺内分流和弥散障碍,造成顽固性低氧血症和呼吸窘迫。呼吸窘迫的发生还与脑垂体前叶释放 B-内啡肽、低氧血症刺激颈动脉体和主动脉体化学感受器以及肺充血、水肿刺激毛细血管旁 J 感受器等因素有关。

酸碱失衡是淹溺后另一个重要的病理生理变化。海水淹溺后动脉血 pH、AB、BE 明显降低。进行性低氧血症等因素使得代谢性酸中毒贯穿病变全过程,成为影响疾病发生发展的主要因素。$PaCO_2$最初因呼吸代偿表现为降低或正常。极端严重者,由于肺通气量减少以及呼吸窘迫加重呼吸肌疲劳,可以发生高碳酸血症。若有大量海水进入胃内,可出现频繁呕吐,丢失大量盐酸,从而表现为代谢性酸中毒、呼吸性酸中毒和代谢性碱中毒合并存在的三重型酸碱紊乱。

低氧血症和酸中毒以及由此启动的炎性反应加重肺损伤并形成恶性循环,对各脏器都会产生损害,是 ALI 进一步加重的重要因素。严重脑缺氧者,还可促使致命的神经源性肺水肿发生,与中枢神经系统损害引起的交感神经活动增强、血管痉挛等因素有关。大多数淹溺者猝死的原因是严重心律失常。低温淹没迅速致死原因常为寒冷刺激迷走神经,引起心动过缓或心搏停止和意识丧失。

第四节　海水淹溺目前存在的问题

海水淹溺的医学问题历来是航海医学研究的重要课题,缺氧导致的肺损伤和脑损害在淹溺事件中是最重要的病理改变,循环和呼吸支持是治疗的首要措施。初步治疗成功后几小时或几天,5%的淹溺者会再度恶化。这种恶化归因于缺氧和吸入导致的肺损伤,与上皮损害、PS丢失引起的肺泡陷闭、肺不张、肺内分流和增加的感染易感性等因素有关,SWD-ALI是肺损伤的早期阶段,如果不能得到及时有效的救治,将很快发展为SWD-ARDS。ARDS、脑缺氧、继发于吸入或院内感染导致的缺氧和脓毒血症的多器官衰竭等与淹溺致死性结局密切相关。近几年虽然发展了一些新的辅助治疗措施,但其病死率仍然较高。

淹溺者预后变数很大,尤其无意识淹溺者,在急诊室很难判断最后的结局,从完全恢复到严重神经系统缺陷或死亡均有可能。目前认为淹溺时有无目击者、淹没时间长短、淹溺介质成分和温度、获救时淹溺者是否发绀、意识状态以及意识恢复时间、运送医院是否及时、入院前是否进行过CPR等均是影响预后的因素,其中旁观者进行的早期有效的CPR是影响预后的主要因素。快速有效的现场急救是治疗成败的关键所在,科学有效的救治体系、健全畅通的急救医疗网络是提高救治成功率的有力保障。然而海水淹溺引起的肺损伤发生、发展机制相当复杂,虽然失控性炎症反应是目前公认的各种ALI的根本原因,但由于众多炎症细胞和炎症因子(包括尚未发现的炎症因子)构成的复杂网络及炎症因子过度释放时形成的瀑布效应,使得目前针对炎症机制的对抗措施显得力不从心。在国家综合经济实力推动下,海上装备建设取得了较快发展,包括医院船在内的海上立体医疗救护装备体系已基本建成,但与海上救生实际需求尚存在较大差距。恶劣的海上环境使医疗救护工作的开展困难重重,淹溺现场救治资源有限,抢救装备不足,救治实施仍需要治疗类选法,采取对症治疗措施,大规模、多中心、前瞻性的临床资料极其缺乏,大多数研究仍需在动物实验基础上完成。因此,建立完善的救治体系和标准化合理精确的预后评分系统仍有很大难度。切实改进海水淹溺者救治预后仍然需要基础科学家、各级医护以及各类急救人员的不懈努力。

（段蕴铀 金发光 芮 萌）

>> 第二章 海水淹溺的发病机制

第一节 海水因素

淹溺是指受难者淹没在液性递质引起窒息,受难者可以存活或死亡。近乎淹溺是指受难者淹没在液性递质中,暂时还存活。2005 年国际心肺复苏及心血管急救指南中,淹溺定义为被液体介质淹没并造成原发性呼吸功能受损的过程。发生淹溺最常见的液性递质是淡水或海水。一般而言,淹溺后可发生以下过程:呼吸道淹没到水中后,淹溺者会自主屏气,而后因水进入口咽部反射性地导致喉痉挛,淹溺者进入不自觉的屏气期。随着屏气和喉痉挛的延长,会引起淹溺者的氧消耗和二氧化碳潴留,导致低氧血症、高碳酸血症和酸中毒及呼吸肌运动加强。在不自觉屏气期,淹溺者通常会吞入大量的水进入胃肠道。随后因动脉氧分压进一步地下降,喉痉挛松弛,淹溺者会把水吸入呼吸道。吞入或吸入水量因人而异。如在上述过程中没有获救,淹溺者直至死亡。

海水淹溺后,除少数因喉头、气管反射性痉挛引起急性窒息外,由于直接肺损伤、低氧血症和代谢性酸中毒等多种原因导致的海水淹溺型损伤(sea water drowing induced acute lung injury,SWD-ALI)是引起死亡的主要原因。据 Szpilman 报道,PE-SWD 如未经治疗,死亡率可高达 44% ~ 90%。由于 PE-SWD 的发生地点、环境相对特殊,故必须及时、有效的治疗。如救治不及时,病情进一步恶化,造成肺泡-毛细血管膜广泛损伤,导致肺通气、换气功能严重障碍,通气/血流比例失调,出现呼吸困难、进行性、难复性低氧

血症及代谢性酸中毒等症状,可发展为海水型呼吸窘迫综合征
(seawater respiratory distress syndrome, SW-RDS),病情危重,病死
率极高。海水直接和间接作用导致肺损伤,引起低氧血症、代谢性
酸中毒,是导致 SWD-ALI 的主要因素,也是损伤进一步加重的重
要因素。根据国外海水淹溺 1831 例资料显示,若淹溺后不发生肺
水肿死亡率仅为 0.13%,单纯 PE-SWD 病死率为 5.2%,伴有血压
下降者病死率为 19.4%,伴有呼吸停止或心脏骤停者病死率则高
达 44.0% ~ 93.0%。

　　一般认为,高渗的海水吸入后,肺组织将不可避免地受到损伤
而发生功能障碍。然而,动物实验表明,肺组织损伤和海水吸入的
时间密切相关。在最初的时间内,肺泡上皮和内皮细胞并未丧失
功能,而是迅速发挥其渗透平衡功能,通过肺泡 Ⅰ 型、Ⅱ 型上皮细
胞上"特殊的水通道"(specific water channels),将由于高渗作用而
进入肺泡的大量水分清除出去。

　　随着海水吸入时间的增加,肺损伤将不可避免。海水淹溺引
起的肺损伤主要指肺的结构损伤和功能降低。结构受损包括肺泡
形态发生改变和肺实质细胞损伤。主要是肺泡 Ⅰ 型、Ⅱ 型上皮和
肺毛细血管内皮细胞受损,肺间质水肿。其机制包括海水和其中
的细菌、藻类的直接损伤;高渗性海水造成肺泡内水分增多,肺泡
内压增高,压迫肺泡上皮;血管内液体外渗,血液浓缩,血流缓慢或
淤滞,微循环障碍,血小板聚集、黏附和附壁,直接造成毛细血管内
皮损伤;低氧血症和代谢性酸中毒进一步加重肺泡上皮和毛细血
管内皮细胞的损伤。

　　有研究表明,海水淹溺可以导致肺泡细胞内 Ca^{2+} 沉积与肺泡
细胞受损的程度呈正相关。PE-SWD 时低氧血症和代谢性酸中毒
使肺细胞内外 Ca^{2+} 稳态失调,Na^+-K^+-ATP 酶活性降低,Na^+ 大量
积聚,Na^+-Ca^{2+} 交换增强,内质网释放 Ca^{2+} 和细胞外 Ca^{2+} 内流,
使细胞质基质内 Ca^{2+} 增多。胞浆内 Ca^{2+} 浓度增高会引起 c-Fos
基因(一种早期应激反应基因)快速表达,导致细胞中 c-Fos mRNA

及 Fos 蛋白含量增加。Fos 与 Jun 蛋白结合形成 AP-1(激活蛋白 1,Activator protein-I,AP-1),形成 Ca^{2+}-Fos 传导途径,使快速短暂的刺激发挥长时程效应,进而引发一系列症状。

同时,Na^+-K^+-ATP 酶活性、细胞色素氧化酶(cytochrome oxidase,CYTO)降低和血栓素 B_2(TXB_2)、6-酮前列腺素(6-keto-PGF1α)和心房利钠多肽(ANF)的升高表明肺泡上皮受到损伤。

因此,海水淹溺时海水被直接吸入肺内,首先形成肺泡内水肿。随着吸入海水量的增加,进入肺泡内的海水不断穿过肺泡上皮细胞,移至肺间质形成肺间质水肿。

一、肺组织液渗透压增高

海水属于高渗溶液,含盐度高达 3.0% 左右。当海水吸入肺内后,由于其渗透压高于血浆渗透压 3 倍之多,致使肺毛细血管内的水分移至肺间质或肺泡腔,形成继发性肺水肿。这一阶段水肿液既有吸入的海水,又有肺毛细血管内液体的渗出,比原发性海水淹溺肺水肿更为严重。

二、毛细血管通透性增加

继发性肺水肿发生后,由于高渗海水的作用,肺毛细血管内的水分移至肺间质或肺泡腔,造成肺毛细血管内血液浓缩,血液淤滞、微循环障碍,发生循环性缺氧,加重了海水淹溺肺水肿原发的乏氧性缺氧,此时淹溺者表现出两种以上的混合性缺氧。在缺氧状态下,极易导致代谢性酸中毒的发生。在缺氧和酸中毒的影响下,肺毛细血管内皮细胞遭受严重损伤,致使肺毛细血管通透性增加,甚至肺毛细血管破裂受损,引起血管内水分或血细胞外漏,加重原发性海水淹溺肺水肿的程度,严重者引起肺广泛出血。海水中的藻类、细菌和其他杂物也是引起肺毛细血管通透性增加不可忽视的因素。

三、肺毛细血管内压升高

由于肺泡腔内水肿,肺泡扩大,肺泡内压力增大,水肿液继续增多,以致发展到肺间质水肿时,造成肺内小静脉、毛细血管受压,肺内血液向左心房回流受阻。结果使肺毛细血管内压力升高,组织液生成增多,加重原发性海水淹溺肺水肿,形成恶性循环。如果发生了左心功能不全,则肺静脉血液回流受阻更为严重。肺水肿更加明显。当肺内液体增多,肺重量增加,体积增大,肺包膜紧张度增加时,致使肺表面淋巴管受压扭曲,引起肺淋巴液回流障碍,这可能也是加重海水淹溺发生发展的因素之一。

第二节　炎症介质

肺内过渡性、失控性炎症反应是目前公认的各种发病因子致ALI 的根本原因,炎症细胞、炎症因子等形成级联反应,导致肺内外广泛损害,成为 ALI/ARDS 中多种病理过程的主要原因。SWD-ALI/ARDS 亦不例外。海水淹溺激活多种炎症细胞,释放一系列炎症因子,这些炎症因子可再度激活炎症细胞,以"自分泌"或"旁分泌"的方式释放更多的炎症因子,形成瀑布式炎症反应,导致肺过度损伤。

一、细胞因子

细胞因子(cytokine,CK)是一类由免疫系统细胞以及其他类型细胞主动分泌的小分子量的可溶性蛋白质与多肽。化学性质大都为糖蛋白,通过与细胞特异的膜受体而起作用。在纳摩尔(nmol/L)或皮摩尔(pmol/L)水平即显示生物学作用。根据产生细胞因子的细胞种类分为淋巴因子(lymphokine)、单核因子(monokine)、非淋巴细胞和非单核-巨噬细胞产生的细胞因子;根据细胞因子主要功能分为白细胞介素(interleukin, IL)、集落刺激因子(colony stimulating factor, CSF)、干扰素(interferon, IFN)、肿瘤坏死因子(tumor necrosis factor, TNF)、转化生长因子-β 家族(transforming growth factor-β family, TGF-β family)、趋化因子家族(chemokine family)和其他细胞因子。是免疫系统细胞间,以及免疫系统细胞与其他类型细胞间联络的核心,能改变分泌细胞自身或其他细胞的行为或性质。

参与炎症反应的各种细胞因子称为炎症细胞因子。按其在炎症反应中的作用可分为促炎细胞因子和抗炎细胞因子。作为信号分子在启动、扩大和延续局部和全身炎症反应中起关键作用,其中TNF-α、IL-1β、IL-6 、IL-8 被称为最有影响的促炎症细胞因子,参与了炎症反应的启动和增强。而 IL-10 等抗炎症细胞因子在抑制过度炎症反应,重建体内炎症因子和抗炎介质的平衡中起重要作用。这些细胞因子均具有多效性,形成复杂的网络,在临床上则表现为 SIRS/ CARS。

(一) TNF-α

TNF-α 主要是由单核巨噬细胞识别信号后产生的促炎细胞因子,是 ALI 炎性反应中释放最早、最重要的内源性介质,能够直接损伤肺内皮细胞、诱导中性粒细胞迁移活化和毛细血管渗漏,抑制肺表面活性物质形成。此外,TNF-α 还可与多种细胞因子相互联系,产生广泛作用。TNF-α 与 IL-1 产生协同作用,一方面激活肺部炎性细胞的核因子 κB,诱导产生多种细胞因子(如 IL-6、IL-8、干扰素 γ、粒细胞-巨噬细胞集落刺激因子、TGF-β 等),构成炎性损伤的级联放大效应;另一方面作用于内皮细胞,使细胞表面细胞间黏附分子(ICAM-1)、E-选择素、P-选择素等黏附分子表达增加,为 PMN 黏附作准备。

脂多糖(lipopolysaccharides, LPS)是诱导 TNF-α 产生的最有效刺激物。研究表明败血症时,LPS 刺激 30～90 min 后,就会产生 TNF-α,并顺次产生炎症级联反应,从而产生各类细胞因子、脂类介质、活性氧以及黏附分子。ARDS 患者 BALF 中,TNF-α 含量明显增加,并且 TNF-α/可溶性 TNF 受体(soluble TNF receptor, sTNFR)的比例升高,与疾病进展严重性密切相关。不同的 ALI/ARDS 动物模型中,TNF-α 的含量均表现为升高。Imamura 等制备的 ALI 兔模型中,TNF-α 先于其他细胞因子,首先增高,并于 0.5 h 达到高峰,体现了其炎症启动因子的作用。SWD-ALI 兔模型中,血清和肺组织中 TNF-α 于海水灌注后 1 h 均已显著升高,但峰值后移至 6 h,并且下降缓慢,24 h 时仍维持在 2 倍于对照组的水平,与肺通透指数、肺损伤程度的动态演变密切相关。提示 TNF-α 参与了海水淹溺性 ALI 的发生发展过程,不仅增加了局部肺泡毛细血管通透性,使得正常情况下不能通过的一些大分子蛋白溢出血管,到达组织间隙,形成 ALI 重要的病理特征,还参与了全身炎症反应,促使淹溺损伤范围的扩大。其表达水平有望成为判断 SWD-ALI 病变严重程度的实验指标。此外,相关分析显示血清和肺组织中 TNF-α 与 IL-1β、IL-6、IL-10 等细胞因子浓度变化的显著相关,体现了 TNF-α 核心炎症因子的影响力。

(二) IL-1β

IL-1β 几乎可由所有有核细胞生成,也是在全身及局部炎症反应早期起重要作用的促炎症细胞因子,与 TNF-α 一起共同启动炎症反应。IL-1β 与 TNF-α 生物学效应极其相似,具有直接和间接损伤血管内皮细胞、激活中性粒细胞、诱导其他细胞因子生成增多等作用。作为炎症介质,IL-1β 适量释放可促进组织修复,保持内环境的稳定,但过量释放对机体具有强烈毒性。在 SWD-ALI 模型中,IL-1β 不论肺组织还是血清浓度均是显著升高,其表达水平的升高也同样可以反映肺泡毛细血管通透性增加以及肺损伤的严重程度,与 TNF-α 演变趋势基本一致,两者具有协同损伤的作用。

(三) IL-8

IL-8 又称为中性粒细胞激活蛋白,主要生物学功能是激活和趋化 PMN,广泛影响粒细胞的生物活性。不仅可以客观地预测急性胰腺炎患者 48～72 h 脓毒血症、多器官功能衰竭以及死亡的危险性,也与 ALI 的发病率和死亡率密切相关。SWD-ALI 研究中,血清和肺组织两种标本 IL-8 浓度均迅速上调,和肺病理评分的相关性亦达到统计学意义。高峰时间分布在 6～12 h,与 HE 染色所见炎症细胞于 6～12 h 浸润最为突出相符合,峰值晚于 TNF-α、IL-1,与这两种因子可以诱导 IL-8 产生的观点亦是一致的。IL-8 可耐受血清和渗出液中肽酶的降解,在局部不断蓄积,以至于肺组织 IL-8 浓度明显高于血清。局部高浓度 IL-8 更有利于 PMN 的肺组织浸润,并促使其脱颗粒、呼吸爆发,以释放更多的炎症介质,达到放大炎症反应的效果。

(四) IL-6

在 SWD-ALI 实验中,血清 IL-6 于海水灌注后 1 h 即接近高峰水平,但肺组织 IL-6 浓度仅于 6 h 显著高于基础值,并且血中浓度明显高于肺组织,提示 IL-6 可能主要在全身炎症反应中起作用。IL-6 来源于所有经过 TNF-α 和 IL-1 诱导的细胞和组织,以往的研究由于 IL-6 参与启动抗菌炎症反应而将其归于前炎症细胞因子,同时又因具有明显的抗病毒活性而称之为 β 干扰素。Dimopoulou 等更是认为 IL-6 可以作为危重患者的独立预后因子。但亦有研究指出 IL-6 的生物学特性具有一定的双重性,以参与炎症反应为主,同时又能抑制炎症。内源性 IL-6 可以通过控制致炎因子的水平,对局部和系统急性炎症反应起到一定抑制作用,高水平 IL-6 还可以增加人体产生 IL-1 受体拮抗剂、IL-10 和皮质醇的能力,形成抗炎环境,在生理及病理状态下发挥复杂的免疫调节功能。SWD-ALI 时肺组织局部 IL-6 浓度与炎症细胞浸润、肺损伤评分等均无相关性,可能正是受其双重生物学特性的影响。

(五) IL-10

IL-10 的抗炎作用在大量体内外及动物实验中均得到证实。IL-10 缺乏能加重感染小鼠过激炎症反应,易出现多器官损害,并增加其死亡率,而预防性应用 L-10 则可减轻内毒素相关的肺泡内粒细胞渗出、炎症介质释放等病理变化,被称为体内最重要的抗炎细胞因子。目前普遍认为,血液与组织中 IL-10 水平可反应炎症应激的程度。SWD-ALI 形成时,内源性 IL-10 伴随着炎症因子水平的升高而升高,与肺损伤程度高度相关。提示海水淹溺激活急性炎症反应的同时,亦激活了机体的抗炎反应。只是抗炎反应不足以对抗炎症反应,致炎-抗炎因素失衡,机体稳态破坏,形成了ALI。及时适量地补充外源性 IL-10 或许可以成为 SWD-ALI 重要防治措施。

（六）HMGB-1

TNF-α、IL-1β 等急性相促炎因子是引起机体失控性炎症反应与组织损害的关键介质。但在 ALI 后期,TNF-α、IL-1β 水平已恢复正常,病情却仍可持续加重直至死亡,此时高迁移率族蛋白-1（high mobility group box protein 1,HMGB-1）等晚期炎症因子可能起着更为重要的作用。

HMGB-1 是一类广泛存在于真核细胞内的非组核蛋白,由3 个独特结构域组成:A-box、B-box 和 C-tail。A-box 和 B-box 构成HMGB-1 的非特异性 DNA 结合区,C-tail 可参与调节 HMGB-1 与DNA 结合的亲和力。在核内 HMGB-1 与特定结构染色质 DNA 结合,通过影响靶序列结构,参与 DNA 的重组、修复、基因转录调控、细胞复制及分化成熟等生命活动。在胞外,B-box 是引起炎症反应的功能结构域,而 A-box 对 B-box 有一定的拮抗作用。1999 年Wang 等首次报道 HMGB-1 作为一种晚期炎性介质参与了脓毒症的发病过程。实验小鼠注射 LPS、IL-1、TNF-α 8 h 后,单核巨噬细胞开始分泌 HMGB-1,并在随后的 24 h 中血清 HMGB-1 浓度维持较高水平,HMGB-1 抗体可以改善 LPS 引起的内毒素血症;反之,HMGB-1 也可刺激单核巨噬细胞分泌 TNF-α、IL-1、II-6、IL-8 等促炎因子。与 LPS 相比,HMGB-1 引起的 TNF-α 分泌曲线呈明显的双峰型,峰值分别出现在 3 h 和 8 ~ 10 h,对于延长和维持炎性反应起重要作用。当重组人 HMGB-1 与微血管内皮细胞共同孵育时,HMGB-1 能以时间剂量依赖方式增加 ICAM-1、VCAM-1 和 RAGE 的表达;促使 TNF、MCP-1、IL-8、PAI-1 和 t-PA 分泌;使得 MAP 激酶、ERK 激酶、JNK 激酶磷酸化,并使核转录因子 NF-κB 和 Sp1 发生核移位。提示 HMGB-1 在脓毒症和内毒素休克时能影响血管内皮细胞的正常功能。临床研究亦发现脓毒症患者血清 HMGB-1 水平升高,并且升高的程度与感染严重性相关。作为一种具有延迟释放动力学的致炎细胞因子,HMGB-1 在 ALI 发病机制中的重要作用以及作为抗炎靶点的治疗意义日益受到重视,但相关研究工作在 SWD-ALI 中有待进一步开展。

二、炎症介质

炎症介质(inflammatory mediator)即介导炎症反应的生物活性物质。体液中产生的炎症介质包括激肽、补体和凝血系统。细胞释放的炎症介质包括血管活性胺、花生四烯酸代谢产物、白细胞产物、细胞因子、血小板激活因子和其他炎症介质。炎症介质在细胞内处于严密隔离状态,在血浆和组织内处于前体状态,一旦被激活释放,也会被迅速灭活或破坏,因此处于灵敏的调控和平衡体系中,不同炎症介质之间亦有着密切联系。由于大部分 ALI,包括 SWD-ALI,表现为中性粒细胞(PMN)依赖性,中性粒细胞渗出又是炎症反应最重要的指征,在此主要介绍与 PMN 密切相关的主要炎症介质。

(一)活性氧族

活性氧族(reactive oxygen species,ROS)是生物体内有氧代谢的产物,包括氧自由基和非基团物质,前者占 95% 以上,化学性质极为活跃。活性氧在生命活动中是不可或缺的,在体内能激活某些合成酶或解毒酶,参与前列腺素等一些活性物质的合成,诱导细胞有丝分裂效应的发生,参与细胞信号转导,影响基因的表达等等。炎症过程中,ROS 是高活性杀菌物质,也是造成正常组织损伤并引发剧烈炎症反应的潜在危险因素。肺是含氧量最多的器官,也最易受到内源性和外源性 ROS 损伤的器官。肺泡巨噬细胞、肺泡上皮细胞、内皮细胞以及间质细胞均可产生 ROS,但 PMN 是产生超氧阴离子和促发氧自由基级联放大效应的枢纽。PMN 呼吸爆发释放的高浓度 ROS 更大影响在于产生细胞毒性作用和组织损伤。

机体内 ROS 主要通过 NADPH 氧化系统产生,此外,iNOS 可能也参与了 ROS 的生成。当 NADPH 氧化酶激活时,催化 NADPH 与 O_2 反应,生成 $NADP^+$ 与 O_2^-,后者再经多种生化途径衍生生成各种 ROS,但绝大部分 O_2^- 经过超氧化物歧化酶(superoxide dismutase, SOD)转变为 H_2O_2。而 PMN 中 H_2O_2 主要被髓过氧化物酶(myeloperoxidase, MPO)所消耗。ALI 时还常有大量 NO 自由基生成,后者与 O_2^- 反应生成毒性更强的过氧化亚硝酸盐,除引发脂质过氧化外,还可抑制 Na^+-K^+-ATP 酶、线粒体酶等多种酶活性,引起蛋白硝化,造成 DNA 链断裂等,从而造成肺组织的广泛损伤。

丙二醛(maleic dialdehyde, MDA)是氧自由基使细胞膜中多价不饱和脂肪酸发生氧化反应的终产物,作为氧化应激的生物标记物,其浓度可反映脂质过氧化程度,间接反映氧自由基活性。SOD 是抗氧化防御系统一个重要组分,是清除氧自由基的首要物质,能保护细胞,减少细胞破坏率,可从修复的角度反映机体清除氧自由基的能力。SWD-ALI 形成早期,肺组织中 MDA 浓度迅速增高,并与肺通透指数和肺病理评分密切相关。过氧化物一方面可能通过氧化细胞膜脂质直接损伤肺实质细胞,另一方面还可能与毛细血管基底膜等肺间质成分作用,加重肺损伤。与此同时,SOD 活性明显降低,抗氧化物质为清除氧自由基而严重消耗,进一步提示氧化/抗氧化系统失衡可能是 SWD-ALI 重要的发病机制之一。

(二)蛋白酶

PMN 诱发组织损伤的主要介质还包括经脱颗粒作用释放的

弹性蛋白酶(neutrophil elastase, NE)、基质金属蛋白酶(matrix metalloproteinase, MMP)和 MPO 等多种蛋白酶。其中弹性蛋白酶是最具破坏力的酶,被称为引起 ALI 炎症级联反应的主要终效应因子。作为丝氨酸蛋白酶家族主要成员,NE 不但可降解弹性蛋白,而且还可降解胶原蛋白 Ⅰ ~ Ⅳ、纤维连接蛋白、蛋白多糖等其他物质,分解内皮细胞表面和内皮下基质中的纤维连接蛋白,使内皮细胞与基底膜分离,增加血管壁通透性。生理情况下,NE 被控制在中性粒细胞嗜苯胺蓝颗粒内,活化时迅速从颗粒内释放到细胞外,但其活性受到内源性蛋白酶抑制剂的严格调控,起着有效的宿主防御作用。炎症时,NE 由于释放增加,与内源性蛋白酶抑制剂之间失去平衡,得以保持活性状态。在炎症过程中,超氧化物与 NE 之间有着相互促进的效应。超氧化物可以失活 α_1 抗胰蛋白酶等多种丝氨酸蛋白酶抑制剂,削弱对 NE 的抑制作用,而 NE 能促使黄嘌呤脱氢酶转化为黄嘌呤氧化酶,产生更多的氧自由基。由此,PMN 衍生的氧化应激与活化的 PMN 丝氨酸蛋白酶可联合对靶细胞发挥杀伤作用。此外,NE 还参与降解表面活性蛋白 SP-D 和 SP-A,使表面活性物质密度降低,从而加重肺不张。SWD-ALI 动物肺组织 NE 不仅急剧升高,而且还与 MDA 保持着高度的相关性,在 SWD-ALI 发生发展过程中协同起着损伤肺泡上皮和血管内皮细胞、增加微血管及肺泡上皮通透性、破坏基底膜完整性,加重肺损伤的作用。

MPO 是 PMN 嗜苯胺蓝颗粒释放的过氧化物酶类。Bradley 等研究表明,MPO 水平与 PMN 计数之间存在极显著的相关性,可作为 PMN 活性标志,用于判断 PMN 在肺内的浸润程度。海水淹溺后 MPO 活力显著升高,1 h 时已增加了 1 倍,6 h 达高峰,12 ~ 24 h 虽有所降低,但持续高于对照组 2 倍的水平,与 BALF 中 PMN 计数、肺通透指数和肺病理评分的相关性均具有显著的统计学意义。MPO 有很多生物功能,一方面通过催化 H_2O_2 与氯起化学反应,产生氧化能力更强的次氯酸可以杀死病原微生物并通过诱导细胞凋亡和坏死发挥组织损伤的作用,因这一过程摄入的氧约占 PMN 呼吸爆发总耗氧量的 2/3,另一方面还能通过形成次级氧化物进而导致酪氨酸残基硝基化,参与细胞间信号转导。有学者报道,MPO可通过作用 ERK、Akt 信号途径延迟 PMN 凋亡,增加 ALI 的严重程度。

MMP 因需要 Ca^{2+}、Zn^{2+} 等金属离子作为辅助因子而得名。目前已分离鉴别出 26 个成员,编号分别为 MMP-1 ~ 26。各种MMP 间具有一定的底物特异性,但不是绝对的。同一种 MMP 可降解多种细胞外基质成分,而某一种细胞外基质成分又可被多种MMP 降解,但不同酶的降解效率可不同。对组织重构,血管发生,细胞迁移和胚胎发生等均有影响。MMP-2、MMP-9 的研究较为深入,同属Ⅳ型胶原酶,可由肺固有细胞产生,但是在弹性蛋白酶作用下,一旦发生 ALI,MMP 抑制剂将不再有效。MMP 几乎可降解细胞外基质中各种蛋白成分,从而破坏基底膜完整性,加重肺水肿。

(三)脂类介质

组织细胞损伤时,膜磷脂降解为花生四烯酸及血小板溶解激活因子,后者再转化为血小板激活因子(platelet activating factor,PAF)。PAF 具有活化血小板、PMN、嗜酸粒细胞、单核-巨噬细胞和内皮细胞,引起血小板黏附、聚集及释放组胺,直接损伤内皮,增加毛细血管通透性,趋化嗜酸粒细胞、PMN 等多种生物学作用。花生四烯酸是二十碳不饱和脂肪酸,正常存在于细胞膜磷脂内。炎症时,细胞磷脂酶被激活,从膜磷脂释放出花生四烯酸。而PMN 溶酶体是磷脂酶的重要来源。花生四烯酸分解代谢有两条途径,即环氧化酶途径和脂质氧化酶途径。前者主要生成前列腺素(PGE)和血栓烷,后者主要生成白三烯(leukotriene,LT)。

多效的前列腺素可增加血管通透性,扩张血管,诱导中性粒细胞趋化,抑制血小板聚集。血栓烷具有强烈的缩血管和促使血小板聚集作用。正常生理状态下,血栓烷 A_2 和前列环素稳定产物血

栓烷 B_2（TXB_2）和 6-酮-前列腺素 $F_{1\alpha}$（6-Keto-PGF$_{1\alpha}$）的比值 T/P 保持恒定，维持着血管和血小板的正常生理功能，而比例失衡则与肺损伤有着密切关系。兔 SWD-ALI 模型中，血浆 TXB_2 和 6-Keto-PGF$_{1\alpha}$ 均有增高，但 TXB_2 升高更为显著，高浓度 TXB2 完全掩盖了 6-Keto-PGF$_{1\alpha}$ 的保护效应，一方面使支气管平滑肌收缩，气道阻力增加，肺泡通气功能降低，使海水灌注引起的乏氧性缺氧更为严重；另一方面使肺血管平滑肌收缩，血管阻力增加，肺动脉压升高，肺循环血量减少，缺血加重。使用高频喷射通气改善氧供，减轻肺损伤后，6-Keto-PGF$_{1\alpha}$ 亦进行性升高，T/P 比值下降。进一步提示 T/P 比值升高可能是导致海水淹溺型肺损伤的重要因素之一。

白三烯是一类强效的致炎介质，半胱氨酰白三烯 CysLT（LTC_4、LTD_4、LTE_4）通过受体 CysLT$_1$、CysLT$_2$ 可收缩平滑肌、增加微血管通透性、刺激黏液分泌、降低黏膜纤毛清除功能、募集嗜酸粒细胞。LTB_4 是中性粒细胞强有力的趋化物质，通过受体 BLT 提高 PMN 与内皮细胞的相互作用，活化 PMN，使其脱颗粒和释放各种介质。PMN 释放的脂类介质主要有 LTB4 和 PAF。

三、转录因子

转录因子（transcription factor）是一群能够结合某些基因上游特异核苷酸序列的蛋白质，活化后从胞质转位至胞核，通过识别和结合基因启动子区的顺式作用元件，启动和调控基因表达。与炎症反应有关的转录因子主要有 NF-κB、激活蛋白 1（activator protein-1，AP-1）等等。其中 NF-κB 被称为炎症反应关键性控制点，其作用犹如核内炎症介质基因转录的启动开关。

（一）NF-κB

NF-κB 属 Rel 蛋白家族，是从 B 细胞核抽提物中检测到的一种能与免疫球蛋白轻链基因增强子 κB 序列（GGGACTTTCC）特异性结合的核蛋白因子，由 550～969 个氨基酸构成，氨基端含有高度保守的 Rel 同源区，羧基端含有转录活化区。NF-κB 存在于几乎所有类型组织和细胞,其亚单位分别是:NF-κB1(p50,p105),NF-κB2(p52,p100),RelA(p65),c-rel,RelB,通常聚合形成 DNA 特异性同源或异源二聚体,典型组成为 p50/p65 异源二聚体。与其他 DNA 结合蛋白不同,NF-κB 亚单位在其 RHD 形成两个 Ig 样结构域,其羧基端主要作用是聚合两个亚单位,氨基端主要作用是形成序列特异的口袋样结构,与靶基因 κB 位点特异性结合。而其抑制蛋白 IκBs 羧基端的锚蛋白重复域形成一轻度弯曲的圆柱状结构,含有能特异识别 NF-κB 的氨基酸残基,从而与聚合 p50/p65 的 Ig 样结构域结合。IκBs 家族包括 IκB-α,IκB-β,IκB-γ,IκB-ε,IκB-ζ,Bcl-3,p105,p100 和 MAIL。p105 和 p100 有着相似结构组成,在它们的氨基端含有 p50 和 p52 结构,在羧基端含有 IκB 结构,中间部分共同包含富甘氨酸区域,这个区域在前体处理过程中起关键作用。当 IκBs 与 p65 结合时,p65 空间构象发生变化,Ig 样结构域的氨基末端旋转 180°,从而隐藏了与靶 DNA 结合的关键氨基酸残基-核定位信号,抑制了 NF-κB 与靶 DNA 调节区的特异性结合。而 IκBs 氨基末端第 32,36 位丝氨酸残基从 NF-κB-IκBs 复合物中突起,很容易被 IκB 蛋白激酶磷酸化,磷酸化的 IκBs 进一步被蛋白酶降解,使 NF-κB 活化,并从 NF-κB-IκBs 复合物中解离出并转位于细胞核,与相应靶基因结合。IκBs 在被降解的同时又迅速再合成,新合成的 IκB 进入细胞核与 NF-κB 结合形成三聚体,而 NF-κB-IκBs 三聚体的形成使 NF-κB 从其结合的 DNA κB 位点上脱离,并重新转位于细胞质,由此实现 NF-κB 活化与失活的循环,完成 NF-κB 作为一种核转录因子调控基因转录的功能。

功能性 NF-κB 结合序列存在于多种细胞基因启动子和增强子中,参与与细胞黏附、免疫刺激、细胞存活和凋亡、炎性细胞趋化等相关的 100 多种基因的转录,而这些重要生理活动完成的分子基础是 NF-κB 活化与失活的不断循环。现已证实 TNF-α、IL-1β 等促炎症细胞因子是 NF-κB 的强烈激活剂,同时又是其诱导基因的产物,该正反馈机制能促使炎症反应的扩大和持续。而抗炎细胞因子 IL-10 等则有抑制 NF-κB 活化的功能,NF-κB 状态取决于占优势的调节方式。为了反映海水淹溺致伤后肺组织 NF-κB 含量和活性的变化,我们采用与 NF-κB 结合活性最强的通用 κB 序列(5′-GGGACTTTCC-3′)进行非放射性凝胶迁移实验。结果显示海水灌注后 1 h NF-κB 含量和活性已显著增高,3 h 活化的 NF-κB 就已增加了 2.5(107.82/42.65)倍,当肺泡毛细血管通透性进行性增加,肺损伤进一步加重时,NF-κB 转录活性增加的倍数也上升到 2.9(6 h,125.34/42.65),12~24 h 虽有所减弱,但仍明显强于对照组。提示 SWD-ALI 时 NF-κB 的激活参与了肺损伤发生、发展的进程。伴随 NF-κB 转录活性的上升,肺组织中 TNF-α、IL-1β 浓度也在相应地增加。转录因子和促炎症细胞因子在不同层面协同参与了 SWD-ALI 的发病机制。IL-10 表达量虽然亦明显增高,但未能表现出抑制 NF-κB 转录活性的作用,正、负反馈调节的不协调性进一步导致大量促炎和抗炎介质的释放及组织的损伤,甚至造成 SIRS 和 CARS 的失衡。

(二)AP-1

AP-1 是指一类能与许多基因上 AP-1 位点(佛波酯反应元件)结合,而在细胞中发挥多种重要作用的蛋白质家族。激活的 AP-1 能完全瓦解核小体结构,被认为是与转录因子和核小体模板首次结合有关的染色质重塑过程重要的第一步。作为反式作用因子,它们能直接或间接地识别或结合在同一顺式作用元件 8~12 bp 核心序列上,参与调控靶基因转录效率。AP-1 主要由 Jun 和 Fos 两大类蛋白质家族组成。Jun 亚类中包括 c-Jun、JunB、JunD 等;Fos 亚类中包括 c-Fos、FosB、Fra1、Fra2 等。Jun 亚类成员可以与任何 AP-1 家族因子结合形成同源或异源二聚体,或与另外一类含 bZIP(碱性-亮氨酸拉链)的转录激活因子(ATF)家族形成 Jun-ATF2 异源二聚体;而 Fos 亚类只能和 Jun 亚类之间形成异源二聚体。AP-1 的功能与其特定的结构相关联。AP-1 要在基因转录中发挥反式调控作用,至少必须有3个基本的功能域:①DNA 结合功能域(DBD),这类蛋白质都具有 bZIP 的 DNA 结合结构域。在此结构中蛋白质都以二聚体形式与 DNA 结合,两个分子 α-螺旋的亮氨酸一侧是形成二聚体的基础型拉链。②稳定功能域(SR),位于 AP-1 的 N 端,能起到稳定 AP-1 蛋白结构的作用。③激活功能域(AD),位于 DBD 区和 SR 区之间。值得关注的是 AP-1 可能包含两个功能上可相互促进但不相互依赖的 AD。

AP-1 活性主要由 Fos 和 Jun 基因的诱导和两个组成成分的磷酸化所调节,这两个调节水平由独特的丝裂原激活的蛋白(MAP)激酶级联反应所控制。MAP 激酶级联反应是不同信号传导通路普遍的组成成分,导致 AP-1 激活最相关的 MAP 激酶是 Jun N-末端激酶(JNK)和 p38 激酶。这两种激酶被称为应激激活的 MAP 激酶(SAPKs)。它们通过激活 c-Jun、ATF2 和 ELK-1 等 Fos 和 Jun 基因的转录因子,诱导 AP-1 活化;JNK 也可通过磷酸化 Jun 直接激活 AP-1。此外,AP-1 活性增加能通过 c-Jun 启动子中 AP-1 结合位点进一步诱导 c-Jun 的转录,形成正反馈调控;c-Fos 的升高亦可抑制自身的转录,而其水平的下降则能诱导 c-Fos 及 c-Jun 的转录,形成负反馈调节;AP-1 组成成员的不同以及转录因子间的相互作用亦能调节 AP-1 的活性。文献报道 Fos 和 Jun 能在缺失 AP-1 位点情况下,通过 κB 成分激发 RelA DNA 结合和转录激活,而 RelA 能通过 AP-1 位点在缺失 κB 成分的情况下,激发 AP-1 DNA 结合激活。转录因子间的相互作用,有助于形成更大的转录选择性。

AP-1 是各种信号传导通路中的重要效应子。Fos 和 Jun 在正常情况下参与细胞生长、分化、信息传递和记忆等生理过程,但在静止细胞受到诱导时能瞬时迅速表达,其中尤以 c-Fos 基因表达最为敏感,最具特征化。Ca^{2+} 内流可作为 c-Fos 基因表达增强的重要诱因之一。海水淹溺后,肺泡上皮细胞同时承受着缺氧和渗透性、化学性、机械性损害,肺泡毛细血管膜或水肿或断裂,细胞膜通透性增加,Ca^{2+} 内流增多。同时肺内细胞色素氧化酶和 Na^+-K^+-ATPase 活性的显著降低,一方面使得细胞内线粒体氧化-磷酸化障碍,ATP 生成减少,Ca^{2+} 效应降低增加了细胞内 Ca^{2+} 含量,另一方面,细胞内 Na^+ 大量积聚,Na^+、Ca^{2+} 交换增强,使原有的细胞内钙超载更为严重。进入胞内的大量 Ca^{2+} 结合胞质中的钙调素,诱发肺组织 c-Fos 基因的快速表达,生成大量 Fos 蛋白。Fos 蛋白进一步与核蛋白 Jun 结合,形成异源二聚体 Fos/Jun,即 AP-1。后者通过与 AP-1 位点结合,调节目的基因表达,使快速短暂的刺激得以发挥长时程效应。由此 Ca^{2+}-Fos 传导途径作为海水淹溺后应激反应的重要组成环节成为 SWD-ALI 不断发展恶化的重要环节。

AP-1 参与控制许多炎症因子的转录。研究发现 MMPs 家族中许多成员如 MMP-2、MMP-3、MMP-9 等启动子区域均有一个或多个 AP-1 结合位点,并且 AP-1 的活化是促使其高表达的关键转录因子。Armstead 等报道血浆和组织中组织因子 mRNA 水平和蛋白活性在创伤后显著增加,这种增加不仅是 NF-κB 依赖性的,而且是 AP-1 依赖性的。Liu 等也观察到 TNF-α 促动子拥有 c-Jun 结合位点,c-Jun 的显性负本能抑制 LPS 诱导的人巨噬细胞分泌 TNF-α。而 TNF-α、IL-1 等促炎症因子能通过激活 JNK 和 p38 激酶影响 AP-1 活性。抗炎细胞因子 IL-4 则可降低 LPS 诱导的 AP-1 结合活性。

四、抗炎治疗与 ALI

过度性、失控性炎症反应是各种病因导致 ALI 的根本原因,炎症因子从诱导合成分泌、瀑布效应形成到次级因子生成和效应细胞损害,每个阶段都存在关键环节。针对这些环节进行的抗炎治疗一直是 ALI/ARDS 的研究重点。例如早期利用抗脂多糖抗体中和内毒素以防止靶细胞激活;利用蛋白激酶抑制剂和糖皮质激素等在细胞内阻断细胞信号转导、抑制细胞因子 mRNA 的转录翻译;利用抗细胞因子抗体或受体拮抗剂直接抑制或中和细胞因子瀑布效应;补充外源性抗炎因子 IL-10 重建促炎因子与抗炎因子间的动态平衡等等。其中抗核心脂多糖抗体、抗 TNF 抗体、IL-1 受体拮抗剂等用于阻断炎症细胞因子网络的免疫制剂已应用于临床多中心试验性治疗,但对肺损伤的治疗效果尚未得到明确的结论,甚至有使用拮抗剂增加病死率的临床报告。主要原因是由于炎症因子种类及数量繁多,且相互作用形成了级联的网络系统,仅仅依靠一种或几种抗炎药物难以有效遏制 ALI/ARDS 的发生发展。NF-κB 因在急性炎症反应时的中心调控作用,被称为极具潜力的新型抗炎靶点,抑制 NF-κB 转录活性的研究已成为抗炎治疗焦点之一,然而由于安全性、稳定性等问题,NF-κB 圈套策略等特异性调控手段虽然在动物模型取得了确切疗效,但离临床应用还有很大距离。

在 SWD-ALI 动物实验中,从抑制炎症反应角度应用较多的药物是广谱免疫抑制剂地塞米松。研究证实,地塞米松可使 SWD-ALI 兔肺组织 NF-κB 活性及相关的促炎症细胞因子 TNF-α、IL-1β 的表达得到显著抑制,代表全身炎症反应水平的动脉血 TNF-α、IL-1β 浓度也随之下调。BALF 及动脉血中 PMN 凋亡比例明显增加,存活 PMN 比例相应减少。MPO 含量的降低则提示肺组织中 PMN 活性得到有效控制。与之对应的病理改变为肺组织充血水肿程度、炎症细胞浸润程度明显减轻,肺损伤病理评分、肺湿/干重比值、肺泡毛细血管通透性明显降低,呼吸频率得到显著改善。氧合指数及平均动脉压在地塞米松作用至 6 h 时亦得到显著提高。这一结果从另一侧面证明了 NF-κB 及其相关炎症因子、PMN 凋亡抑制参与了 SWD-ALI 病变过程,同时亦提示早期适量使用糖皮质激素能通过抑制 NF-κB 活性,及时打破 NF-κB 活化和炎症因子间的正反馈机制,促进 PMN 凋亡,减少炎症局部 PMN 数量,减轻海水淹溺导致的炎症反应和病理损害。炎症介质 MDA 浓度的下降和总 SOD 活性的增加,则表明地塞米松还具有抑制肺组织脂质过氧化反应、保持抗氧化活性的作用。蛋白酶抑制剂乌司他丁亦能通过抑制 NF-κB 活性、减少炎症介质过度释放等机制,达到改善氧合、纠正休克(升高平均动脉压)、保护肺组织的目的(研究结果尚未公开发表)。东莨菪碱、尼莫地平、果糖二磷酸钠等药物通过降低毛细血管通透性,改善微循环,减少血管细胞 Ca^{2+} 内流,减轻肺上皮细胞和肺毛细血管内皮细胞的损伤,进而达到减少并延缓花生四烯酸释放、降低 T/P 比值、改善肺损伤的效果。联合使用高压氧、高频喷射通气或吸入一氧化氮等措施,更能提升药物的治疗作用。但相关研究多为急性期实验,观察时间较短,实验动物数量有限,这些药物在 SWD-ALI 中的治疗作用是否有普遍意义有待进一步考证,药物的使用剂量、给药方式、用药持续时间也有待进一步研究。

五、小结

与其他直接损伤因素一样,淹溺导致海水吸入不仅会直接损伤肺实质细胞,而且还会通过激活急性炎症反应,引起肺局部,甚至全身炎症反应综合征。在细胞水平上表现为中性粒细胞等炎症细胞的浸润;在分子水平上表现为转录因子的显著激活、细胞因子的过度表达、炎症介质的大量产生。各类炎症因子因协同或拮抗的作用参与合成分泌的调节而组成复杂的网络,共同调控着机体的炎性反应,在 SWD-ALI 持续发展中起着重要作用,然而相关的调控机制还远未阐明。针对某些关键环节进行的抗炎治疗虽然在动物实验中取得了确切疗效,但因受多方面因素的影响尚未能获得理想的临床治疗效果。进一步探究 SWD-ALI 时炎症因子网络的信号传导途径及其动态平衡的调节,将有助于更全面地揭示 ALI 的发病机制,并可为其治疗方案的制订提供更多的依据。

第三节 细胞凋亡

一、细胞凋亡的概念

细胞凋亡(cell apoptosis)是指为维持内环境稳定,由基因控制的细胞自主的有序死亡。主要特征是染色质凝聚和外周化、细胞质减少、核片段化、细胞质致密化、与周围细胞联系中断、内质网与细胞膜融合,最终细胞片段化形成许多凋亡小体,被邻近细胞吞噬消化。细胞凋亡是细胞的一种基本生物学现象,具有重要的生物学意义,在多细胞生的去除不需要的或异常的细胞中起着必要作用,在生物体进化、内环境稳定以及多系统发育中起着重要作用。

与细胞坏死(necrosis)不同,凋亡可由生理性或病理性诱因启动,限于单个散在细胞,凋亡细胞仍需要合成一些蛋白质,细胞器结构完整,基因组有控降解,导致染色质 DNA 在核小体连接部位断裂,形成约 200 bp 整数倍的核酸片段,凝胶电泳图谱呈梯状。凋亡细胞膜保持完整,不释放内溶物,不会引起炎症反应。细胞死亡的第 3 种形式细胞程序性死亡(programmed cell death,PCD)常被作为细胞凋亡的同义词使用,但两者实质上是有差异的。首先 PCD 是一个功能性概念,描述在一个多细胞生物体中,某些细胞的死亡是个体发育中一个预定的,并受到严格控制的正常组成部分,而凋亡是一个形态学概念,指与细胞坏死不同的受到基因控制的细胞死亡形式;其次,PCD 最终结果是细胞凋亡,但细胞凋亡并非都是程序化的。

二、细胞凋亡的分子机制

自 1972 年 Kerr 最先提出凋亡以来,随着分子生物的发展,对多种细胞凋亡有了相当的认识。经典的凋亡途径主要有两条:线粒体途径和死亡受体途径。凋亡过程大致可分为以下 4 个阶段:

接受凋亡信号→凋亡调控分子间的相互作用→蛋白水解酶（caspase）的活化→进入连续反应过程。和细胞增殖一样，这个过程受到基因的严格调控，这些基因在种属之间非常保守，包括一些与细胞增殖有关的原癌基因和抑癌基因。其中研究较多的有caspase 家族、Bcl-2 家族、凋亡抑制蛋白家族（inhibitors of apoptosis proteins，IAPs）、凋亡蛋白酶活化因子-1（apoptotic protease activating factor-1，Apaf-1）、Fas/APO-1、p53 等。

caspase 即半胱氨酸蛋白酶，相当于线虫的 ced-3，是直接导致凋亡细胞解体的蛋白酶系统，在细胞凋亡机制网络中居中心地位。caspase 家族在氨基酸序列、结构及酶的特性上均相似，到目前为止，至少已发现 14 种。通常情况下 caspase 以无活性的酶原形式存在于细胞中，由 3 部分组成：一个 N 端前域和一大一小两个亚基，酶原分子激活后，大小亚基解离并重新组装为四聚体形式的活性酶。由于 caspase 可自我活化并能相互激活，因此凋亡过程一旦触发，即呈级联放大效应。根据在级联反应上、下游的位置及功能的不同，caspase 可分为三大类，第 1 类为凋亡始动子，位于级联反应上游，包括 caspase-2、caspase-8、caspase-9、caspase-10 等，能在其他蛋白参与下发生自我活化并激活下游的 caspase。第 2 类为凋亡效应子，位于级联反应下游，包括 caspase-3、caspase-6、caspase-7，被上游始动子激活后直接作用于特异性底物，使细胞发生生化及形态学改变，导致细胞凋亡，但不能通过自催化或自剪接的方式激活。第 3 类包括 caspase-1、caspase-4、caspase-5、caspase-13、caspase-14，主要参与细胞因子介导炎症反应并在死亡受体介导的细胞凋亡途径中起辅助作用。caspase 的激活可以有 2 条途径：一条是各种死亡信号使 caspase-8 自我水解活化，产生活性，继而激活 caspase-3、caspase-6、caspase-7 等，使细胞凋亡；另一条由细胞色素 C 介导，激活 caspase-9，从而顺次激活其他 caspases。凋亡的执行过程是系列 caspase 级联切割的过程，其中 caspass-3 是主要的效应分子，凋亡的关键蛋白酶，活化后通过灭活凋亡抑制物、酶解细胞外基质及骨架蛋白、裂解 DNA 修复相关分子等机制使细胞解体，导致蛋白酶级联切割放大，最终使细胞走向不可逆的死亡。因而被称为"死亡蛋白酶"。

Bcl-2 属于一类新的癌基因家族，根据结构和功能的差异分为三个亚家族：一是抗凋亡蛋白亚家族（亚家族1），包括 Bcl-2、Bcl-xl、Bcl-w、Mcl-1、A1（BFl-1）；二是含多区域的促凋亡蛋白亚家族（亚家族2），包括 Bax、Bak、Mtd（Bok）；三是仅含 BH3 区域的促凋亡蛋白亚家族（亚家族3），包括 Bik（Nbk）、Bid、Bad、Bim（Bod）、Hrk 等。Bcl-2 基因蛋白家族的结构主要由两大结构域构成，即位于羧基端的跨膜结构域（transmembrane region，TM）和数量不等的（1~4个）Bcl-2 同源结构域（Bcl-2 homology，BH）。抗凋亡蛋白亚家族的结构中大部分都共有 BH-1~4 区域，促凋亡蛋白亚家族的结构中都共有 BH-1~3 区域，而亚家族3 结构中则仅共有 BH-3。不同的凋亡蛋白可通过这些结构域形成不同的同源或异源二聚体来发挥各自的生物学效应。抗凋亡蛋白与促凋亡蛋白的比例在一定程度上决定了细胞是否发生凋亡，Bax/Bcl-2 高的细胞较 Bax/Bcl-2 低的细胞容易发生凋亡。在4个 BH 结构域中，BH-4 是抗凋亡蛋白所特有的结构域，虽然并不直接参与形成二聚体，但它的缺失可导致抗凋亡蛋白功能的丧失。促凋亡蛋白中，除 Bcl-xS 外，其他成员都缺乏该结构域。BH-3 对促进凋亡进程起着至关重要的作用，被认为是死亡结构域。只具有 BH-3 结构域的 Bid 是连接死亡受体通路和线粒体通路的机制之一。经死亡受体通路激活的 caspase-8 切割 Bid 为活性的 tBid，引起后者转位，诱发促凋亡家族成员 Bax 和 Bak 寡聚化，使线粒体蛋白向胞浆释放。促凋亡因子 Bax 和 Bak 通过对细胞色素 C 和 Smac 释放的差异调节可参与肿瘤坏死因子相关的凋亡诱导配体（TRAIL）诱导的凋亡。

IAPs 是至今发现的唯一一种通过内源性抑制 caspase 活性来有效抑制细胞凋亡的调节因子。目前，在人体已发现8个 IAPs 家族成员：cIAP-1、cIAP-2、XIAP、ML-IAP/Livin、NAIP、BRUCE、ILP-2/Ts-IAP 和 survivin。结构上具有同源性，一般含有 2～3 个高度保守的由 70 个氨基酸串联的半胱氨酸/组氨酸杆状病毒 IAP 重复序列（baculovirus IAP repeat，BIR）。BIR 结构通常折叠成一个高度疏水的核心结构，能与多个 Zn^{2+} 结合，是蛋白间相互作用以及 IAP 成员发挥分子功能的必备元件。在羧基末端，许多 IAP 还有一个环指结构、caspase 募集结构域和泛素结合位点。但只有包含 BIR2 功能区的 IAP 才具有结合和抑制 caspase 的功能，单一 BIR1、BIR3 或环指结构以及它们任一组合的蛋白体均无此效应。作为调节因素，BIR2 一方面增强连接区域与 caspase 的相互作用，另一方面能与 Smac 结合，阻碍自身与 caspase 的结合，促进凋亡。

Apaf-1 为 ced-4 的人类同源类似物，相对分子质量 130 kD，由三个结构域组成：氨基末端含有一个 caspase 募集域，ced-4 同源域内包含一个保守的 P 环，羧基末端结构域则由 12 个 WD-40 重复片段组成。由于人体内一系列信号转导级联反应均以 Apaf-1 为靶标而调节凋亡体，因此被认为是凋亡体的真正核心。作为一种独特的 ATP 酶，Apaf-1 可将 dATP/ATP 水解为 dADP/ADP。去除 WD-40 片段的 Apaf-1 不需要细胞色素 C 或 dATP 的存在即可促进 caspase-9 前体的活化。Apaf-1 自我交联作用可被 WD-40 结构域抑制，而细胞色素 C 可以克服这种抑制作用。细胞色素 C、dATP 和 WD-40 结构域是参与 Apaf-1 构象改变并激活 caspase-9 前体的必要条件。抗凋亡蛋白质 Bcl-XL 能与 Apaf-1 的 ced-4 同源域结合，Apaf-1 的表达水平因共表达 Bcl-XL 而加强。但是 Bcl-XL 结合 Apaf-1 后会抑制 caspase-9 的自我活化。

Fas 又称 Apo-1 或 CD95，属于肿瘤坏死因子受体超家族，是一个 45 kD 的 I 型膜蛋白，N 端在膜外，具有 3 个富含半胱氨酸的结构域；C 端在膜内，有一段 80 个氨基酸的序列与细胞凋亡信号传递有关，被称为死亡结构域（death domain，DD）。Fas/Apo-1 介导的细胞凋亡需要天然配体（Fas/Apo-1L，CD178）参与。FasL 与

Fas 结合,诱导 Fas 分子聚集形成三聚体,通过胞质内死亡结构域与适配蛋白(fas-associated death domain protein, FADD)结合,FADD 效应结构域与 caspase-8 结合形成诱导死亡信号复合物(DISC)。当 DISC 大量生成时活化的 caspase-8 可以绕开线粒体直接激活 caspase 家族其他成员,如 caspase-3、caspase-7、caspase-6,引发细胞结构蛋白和功能蛋白裂解导致细胞凋亡;当 DISC 生成不足时,需先激活线粒体后才能继而活化 caspase-8、caspase-3,导致细胞凋亡。

抑癌基因 p53 是一个高效的凋亡启动因子,以转录依赖性和非依赖性调控机制在细胞核和细胞质中发挥着强大的促凋亡作用。p53 下游的许多基因,如 Bax、PUMA、Noxa、p53AIP1、PERP、Fas、Apaf-1、PIG3、PIG8 等都是凋亡中十分重要的蛋白。caspase-3、caspase-6、caspase-7 切割 p53 形成的片段同样能够转位到线粒体并且诱导凋亡。p53 具有与 BH3-only 相似的作用,能特异性抑制 Bcl-2 表达,直接激活 Bax,诱导 Bax 寡聚,进而导致 Dextran 的释放;也能够直接激活 Bak 导致 cytc 的释放,而且 p53 和 Bak 的复合物形成不需要 caspase 的参与。p53 介导的凋亡其实是一种网络调控,p53 处于关键点,主要效应途径是线粒体途径,死亡受体途径作用在其次。

三、细胞凋亡与 ALI

凋亡的启动是细胞内一系列控制开关的开启或关闭,不同的外界因素启动凋亡的方式不同,所引起的信号转导也不相同,客观地说对细胞凋亡过程中信号传递系统的认识还是不全面的。Matute-Bello 等曾提出研究凋亡的重要性不仅在于不适当地激活或抑制凋亡可以引发人体疾病,还在于调控凋亡的某些步骤能提高治疗干预的易感性。目前认为许多参与全身炎症反应的细胞和介质均可对细胞凋亡产生影响,因此细胞凋亡亦成为全身炎症性疾病的研究热点。

▶▶ 海水淹溺

ALI 是指由心源性以外的各种肺内、外致病因素导致的急性
进行性呼吸衰竭,是全身炎症反应综合征在肺部的表现,肺泡-毛
细血管膜的急性弥漫性损伤是其共同的病理改变,严重的 ALI 或
ALI 的最终严重阶段被称为 ARDS。而细胞凋亡可发生于 ALI 的
不同阶段和时期。目前有关凋亡与 ALI 发病机理的假说主要有两
个,即中性粒细胞假说和上皮细胞假说。前者强调的是中性粒细
胞凋亡在炎症消退中的重要作用,ALI 时抑制中性粒细胞凋亡或
抑制凋亡中性粒细胞的清除对疾病是不利的;后者指出上皮细胞
损伤与 Fas 配体等可溶性介质引起的肺泡上皮细胞凋亡有关。调
控凋亡的主要步骤有益于预防和治疗 ALI。

在 SWD-ALI 中细胞凋亡研究还比较少,现有的文献亦相对集
中于中性粒细胞凋亡与 SWD-ALI 相关性报道。

四、中性粒细胞凋亡与 ALI

中性粒细胞(polymorphonuclear leukocyte, PMN)是白细胞中
功能最活跃的一类,在循环血中半衰期只有 8 ~ 16 h。成熟 PMN
主要通过启动自发性凋亡来维持其数量的平衡和内环境的稳定,
在机体非特异性免疫防御中起重要作用。PMN 受到刺激后主要
有三种结局:凋亡、原发性坏死和继发性坏死。细胞发生坏死后,
胞膜破裂,毒性内容物释放,造成周围组织损伤,巨噬细胞吞噬这
些坏死细胞后释放炎症介质,进一步加重损伤程度。凋亡的 PMN
不仅发生脱颗粒、呼吸爆发等致炎功能下降,而且更易被吞噬细胞
识别、吞噬。另外吞噬大量凋亡 PMN 能够使吞噬细胞产生和释放
促炎介质的功能受到抑制,凋亡和清除间的动态平衡既可防止
PMN 过度过量激活加重炎症反应,又能避免凋亡 PMN 发生继发
性坏死,扩大炎症反应。由此可见,作为非炎性清除 PMN 的主要
方式,凋亡启动的时机和程度决定了包括 ALI 在内的多种炎症反
应的程度和转归,而 PMN 凋亡异常引起的功能和数量上的改变,
在全身失控性炎症反应中起重要作用,尤其是凋亡抑制可能是失

控性炎症反应持续发展的重要机制之一。

Perl 等曾指出 ALI 可因原发损伤因素不同,表现出不同的病理过程,这也是 ALI 治疗选择有限的一个重要原因。为了探讨 PMN 凋亡在 SWD-ALI 中是否存在抑制现象,我们利用兔 SWD-ALI 模型,动态观察了海水淹溺后 24 h 内动脉血和支气管肺泡灌洗液(BALF)中 PMN 凋亡的变化规律。结果显示,动脉血中 PMN 凋亡比例在海水灌注后先是一过性反应性升高(0.5～1 h),随着 SWD-ALI 的形成和加重,PMN 凋亡抑制越亦明显,至 6 h 凋亡比例降至最低,灌注后 12 h 虽然有所上升,但仍显著低于 0 h,直至 24 h 才接近起点水平。与之相对应的是 PMN 计数呈相反的变化趋势,海水淹溺 3 h 后,循环血中持续增高的 PMN 数量和百分比表明 PMN 在炎症细胞中已占据主导地位,是海水所致 ALI 早期重要的炎症效应细胞,在启动 SWD-ALI 炎症反应和肺损伤的过程中起重要作用。BALF 中 PMN 计数及在白细胞中所占比例亦呈增高趋势,PMN 总凋亡率亦是 3～6 h 出现显著抑制。与动脉血不同的是,BALF 早期凋亡 PMN 1～3 h 有一短暂升高,6 h 开始趋于正常;总凋亡 PMN 比例 12～24 h 仍明显低于 0 h,炎症局部 PMN 凋亡调节机制可能与动脉血有所不同。PMN 凋亡抑制结果反映出在早期 SWD-ALI 兔循环血及 BALF 中存在抑制 PMN 凋亡的物质。

PMN 凋亡和功能变化是相关的。正常情况下,PMN 通过变形和延伸经微血管上皮、内皮细胞移行时并不引起肺损伤。ALI/ARDS 时循环中过度激活的 PMN 黏附、聚集于毛细血管内,造成内皮细胞损伤,导致血管渗漏,同时活化凝血系统,参与多脏器损害的产生。就肺部而言,生存周期明显延长的 PMN 游出肺血管床,移至肺泡腔,并持续活化,一方面通过释放破坏性毒性物质直接损伤肺泡毛细血管膜,另一方面通过诱导 IL-1β、TNF-α 等促炎症细胞因子的释放引起瀑布效应。海水淹溺刺激后 6 h,当 PMN 凋亡率降至最低时,肺组织切片亦显示损伤部位以炎症细胞浸润、肺泡水肿为最突出的病理表现,并且这种显著的炎症细胞效应延续至 12 h。PMN 寿命较短,在肺炎症部位的聚集至少部分归因于凋亡的延迟。这一点在其他人和动物的体内实验研究中亦得以证实。Parsey 等检测了内毒素血症和出血 48 h 后鼠肺凋亡 PMN 比例,结果显示内毒素血症或出血后即刻凋亡 PMN 比例为(18.5 ± 1.9)%,1 h 后显著降低,24 h 时仍然很低,48 h 才恢复至基线水平。证实了 PMN 凋亡在炎症早期的抑制现象。随后,Sookhai 等的研究证明,促进 PMN 凋亡能显著减少缺血/再灌注后小鼠的死亡率,减轻肺损伤程度。临床相关研究亦提示早期 ARDS 患者 BALF 在体外能够抑制 PMN 凋亡速度,这种抑制效果在 ARDS 后期阶段,炎症消退时,是不存在的。同样,以早期 ARDS 患者的血浆孵育健康人 PMN,PMN 凋亡率也明显受抑。说明早期 ARDS 患者 BALF 和血浆中确实存在抑制 PMN 凋亡的物质。

(一)中性粒细胞凋亡机制

与其他类型细胞相似,PMN 凋亡主要是由 caspase 介导的。PMN 表达多种调节和效应 caspase,包括 caspase-1、caspase-3、caspase-4、caspase-8 和 caspase-9 等等。在 PMN 凋亡及凋亡加速过程中会有 caspase-3、caspase-8 的显著活化,而在凋亡延迟的 PMN 中,可发现 caspase-3、caspase-9 活性受抑或下降。凋亡诱导因子通过多种 caspase 底物破坏细胞结构、拮抗抗凋亡因素,活化核酸内切酶,使 DNA 片段化,形成凋亡小体。PMN 凋亡加速或延迟是一个多细胞因子参与、多基因调控、多条信号途径共同作用的过程,许多参与炎症反应过程的物质均可对细胞凋亡产生影响,单一因素的作用可能被加强,也可能被抵消。就促炎症细胞因子 TNF-α 而言,对 PMN 凋亡的调节,表现为促进、延迟或无作用的结论均有报道。SWD-ALI 时,肺局部与全身炎症反应虽然共有炎症因子浓度增高、PMN 凋亡抑制现象,但 TNF-α、IL-1β、IL-10 在 BALF 中表现出与 PMN 凋亡抑制的相关性,在动脉血中未得出类似结论,反映了 PMN 凋亡调控的复杂性。不同类型 ALI/ARDS 研究得出的不同结论,亦提示 PMN 凋亡调控可能存在病因依赖性。

目前被认为能延迟 PMN 凋亡的介质至少包括 G-CSF、GM-CSF、IL-1β、IL-2、IL-4、IL-6、IL-8、IL-15、TNF-α、INF-γ 等等。Matute-Bello 等发现 ARDS 患者 BALF 中 G-CSF、GM-CSF 浓度高于正常人,中和这些促炎因子后,PMN 凋亡增加显著。Dunican 等用 IL-8 与正常人外周血 PMN 共同培养 4 h 后,PMN 凋亡明显减少。Lindemans 等实验结果则显示 IL-6 可以 PI$_3$K 依赖的方式诱导抗凋亡蛋白 Mcl-1 表达,抑制 PMN 内源性凋亡途径。而活性氧、IL-10、可溶性免疫复合物等则能加速 PMN 凋亡。PMN 凋亡信号转导通路主要包括 NF-κB 存活蛋白通路、PI$_3$K-Akt 通路、ERK 信号转导通路等抑制 PMN 凋亡途径和 Fas/FasL 通路、p38MAPK 信号转导通路等促进 PMN 凋亡途径。

在众多抑制 PMN 凋亡的因素中,NF-κB 因其在急性炎症反应中的中心调节作用而备受关注,除了能介导多种炎症介质转录表达外,也可通过调控与凋亡相关的重要基因的表达来参与 PMN 凋亡的调控。已有文献报道 PMN 介导的炎症紊乱过程中,NF-κB 活化是持续存在的。在内毒素血症和失血性休克小鼠 ALI 模型中,肺内 PMN 凋亡延迟与 NF-κB 活性有明显相关性,NF-κB 活化至少是 PMN 凋亡减速原因之一。抑制 NF-κB 活性,不仅能增加 PMN 固有的凋亡速度,而且还能消除 LPS 引起的 PMN 凋亡延迟现象。Vancurova 等亦证实 NF-κB 是 PMN 凋亡过程中的重要调控因子,使用 gliotoxin、SN50、PDTC、curcumin、MG-132 等多种 NF-κB 抑制剂均能显著提高 PMN 凋亡率。在兔 SWD-ALI 模型中,肺组织 NF-κB 活性自海水灌注 1 h 后持续存在并显著增强,与灌洗液和外周血中 PMN 凋亡均呈负相关,与存活 PMN 比例正相关,这与 Abraham 等得出的 NF-κB 活性会因 PMN 数量和(或)功能阻抑程度而不同的结论是一致的。NF-κB 活化对 PMN 凋亡的抑制作用,增加了存活 PMN 数量,延长了中性粒细胞性肺泡炎时间,同时亦增加了 PMN 继发性坏死的概率,使得炎症反应得以进一步扩大。

利用地塞米松抑制 NF-κB 活性后,BALF 及动脉血中 PMN 凋亡比例显著增加,存活 PMN 比例明显减少,与之对应的炎症反应和病理损害亦相应减轻。NF-κB 活化抑制 PMN 凋亡的机制可能包括:①NF-κB 活化促进炎前细胞因子(IL-6、IL-8)和 GM-CSF 表达,进而抑制 PMN 凋亡;②NF-κB 活化后可诱导细胞表达 TNFR1 结合因子(TFAF1,2)和凋亡抑制蛋白(IAP1,2),进而抑制 caspase 级联反应,阻断死亡受体 TNFR1 和 Fas 介导的凋亡信号传导,抑制细胞凋亡;③NF-κB 活化亦可能通过调控 A1 等 Bcl-2 家族抗凋亡蛋白的表达来抑制 PMN 凋亡。但确切机制尚待进一步阐明。

磷脂酰肌醇 3-激酶(PI_3K)具有内在蛋白酶活性,能够磷酸化脂类和蛋白的丝氨酸/苏氨酸位点。Akt 即蛋白激酶 B(PKB),是 PI_3K 最主要的靶酶。激活的 Akt 通过促进 BAD、caspase-9、mTOR、caspase-3、糖原合酶激酶-3 等下游底物磷酸化而发挥广泛的生物学效应,此外,PI_3K-Akt 还能直接或间接影响转录因子(Forkhead、NF-κB、p53 等)发挥细胞存活调控作用,是重要的抗凋亡调控因子。Klein 等已确认 PI_3K-Akt 途径参与了 GM-CSF 依赖的 PMN 凋亡抑制,使用 PI_3K 抑制剂 LY294002 能逆转这一效应。

丝裂原激活的蛋白激酶 MAPKs 是一组细胞外信号调节蛋白激酶,包括 ERK、p38MAPK、JNK/SAPK。1999 年,Nolan 等首次发现 p38MAPK 和 ERK 共同参与了 LPS 对 PMN 凋亡的调控,只是 p38MAPK 促进 PMN 凋亡,而 ERK 抑制 PMN 凋亡。p38MAPK 信号通路可以通过增强 c-myc 表达、磷酸化 p53、参与 Fas/FasL 介导的凋亡、激活 c-Jun 和 c-Fos、诱导 Bax 转位等途径调控细胞凋亡。研究表明,高渗、紫外线等应激因素均能通过多级激酶的级联反应,使 p38MAPK 三肽基区苏氨酸、酪氨酸双磷酸化而触发细胞凋亡。但 Fas 抗体诱导的 PMN 凋亡和过夜培养 PMN 自发凋亡并不依赖于 p38MAPK 的激活,亦不能被 p38MAPK 特异性抑制剂 SK&F86002 所抑制。提示 p38MAPK 仅是参与应激因素导致 PMN 凋亡的信号转导途径之一。ERK 通路主要参与细胞的增生和分化。GM-CSF、G-CSF、IL-8 等细胞因子可通过激活 ERK 抑制 PMN 凋亡,使用 ERK 特异性抑制剂 PD098059 可以促进 PMN 凋亡。这两条途径相互调节,共同制约 PMN 的最终生物学效应。

生理条件下,PMN 以自分泌和旁分泌的方式表达 Fas/FasL,参与自身凋亡的调控。在感染患者外周血中,PMN 凋亡率与血清中 FasL 浓度呈正相关,使用患者血清能够使正常 PMN 发生凋亡,这一作用可被抗 FasL 抗体逆转。同样 PMN 对 Fas 诱导的凋亡亦较敏感,活化型 Fas 抗体 IgM 可显著加速 PMN 自发凋亡,而拮抗型 Fas 抗体 IgG 则具有一定的凋亡抑制作用。但亦有相反的报道显示,Fas 基因缺失的小鼠,其 PMN 自发凋亡率与对照组无明显差异;虽然结合状态的 FasL 能诱导 PMN 凋亡,但可溶式 FasL 只具有 PMN 趋化作用。Fas/FasL 通路是否为 PMN 凋亡所必须,还有待更多研究的证实。

在调控基因方面,目前一致认为,成熟的 PMN 不表达 Bcl-2 基因,但能持续表达半衰期较长的促凋亡蛋白 Bax、Bid、Bak 和 Bad。PMN 凋亡与否主要取决于 Mcl-1、Bcl-XL、A1 等半衰期较短的生存蛋白在细胞中的表达水平。抗凋亡蛋白合成减少时,促凋亡蛋白表达占优势,PMN 凋亡持续存在。相反,生存信号的存在能增强抗凋亡蛋白表达,使细胞存活时间延长。Mcl-1 正常表达于 PMN,条件敲除 Mcl-1 基因后,小鼠外周血、脾脏以及骨髓中成熟的 PMN 减少 80% ~90%,凋亡率增加 2~3 倍。GM-CSF 等 PMN 凋亡延迟介质能通过增加 Mcl-1 稳定性,延长 PMN 生存时间。A1 是 PMN 稳定表达的一个凋亡抑制基因,相关的转基因小鼠研究成果提示,A1 基因的缺失能加速 PMN 凋亡进程。A1、Mcl-1 同属于 Bcl-2 家族,在 TLR 拮抗剂引起的 PMN 凋亡延迟过程中,表达水平均明显增高。两者不同的是,Mcl-1 在 PMN 自发凋亡开始之前表达已开始减少,而 A1 在凋亡过程中表达水平并不降低。

(二)中性粒细胞的清除与 ALI

PMN 凋亡机制的实现不仅需要细胞自身参与调节,也需要巨噬细胞或组织细胞对凋亡 PMN 的识别和处理,两者缺一不可。凋亡 PMN 的内在生化改变及细胞膜分子结构的变化可能是其被巨噬细胞和其他吞噬细胞特异性识别和清除的基础。正常情况下,磷脂酰丝氨酸只分布在细胞膜脂质双层的内侧,细胞凋亡时,因 PMN 表面失去 FcR(CD16),由胞膜内侧翻向外侧,不仅能促使巨噬细胞识别凋亡 PMN,而且还能作为凋亡 PMN 的分子标志,因为磷脂酰丝氨酸与荧光标记的 Annexin V 有高度亲和力。膜分子 CD44 在体内外清除凋亡 PMN 过程中亦起着重要作用,缺失 CD44 的小鼠会丧失清除凋亡 PMN 的能力。

ALI 时 PMN 正常凋亡过程受到抑制,局部组织 pH 降低、自身抗体产生等因素又使得巨噬细胞对凋亡 PMN 的识别发生障碍,或者因为凋亡细胞过多、巨噬细胞成熟度不够,巨噬细胞无法及时识别和吞噬凋亡 PMN,导致凋亡 PMN 继发性坏死,释放大量阳离子蛋白酶,进一步抑制巨噬细胞清除凋亡 PMN 的能力,加重炎症反应,从而形成恶性循环。Hussain 等研究结果提示,在油酸诱导的大鼠 ALI 模型中,PMN 凋亡以及肺泡巨噬细胞对凋亡 PMN 的清除能力是影响肺损伤炎症消散的重要因素。Brazil 等亦证实肺损伤的发生与 PMN 凋亡延迟和巨噬细胞识别障碍密切相关。

此外,吞噬凋亡 PMN 对吞噬细胞激活表型的改变亦影响着 PMN 凋亡在 ALI 发病及转归中的作用。巨噬细胞吞噬凋亡 PMN 后不仅会抑制自身产生 IL-1β、IL-8、GM-CSF、TNF-α 等促炎细胞因子,还会增加 TGF-β 等抗炎介质的释放,增加凋亡 PMN 的吞噬可通过下调激活肺泡巨噬细胞炎症表型促进炎症的消散。

五、肺泡上皮细胞凋亡与 ALI

肺泡上皮细胞是呼吸膜的重要组成成分,是抵抗有毒物质侵袭和限制液体在肺泡中聚集的重要屏障。由 Ⅰ 型和 Ⅱ 型两种具有不同形态和功能的上皮细胞组成,Ⅰ 型肺泡上皮细胞(alveolar type Ⅰ cell,AT-Ⅰ 细胞)形态大而扁平,覆盖 90% 的肺泡表面。AT-Ⅰ

细胞薄而有规律地分布有助于肺泡上皮的成熟,凋亡峰值与肺泡气腔最大化是一致的。Ⅱ型肺泡上皮细胞(alveolar type Ⅱ cell,AT-Ⅱ细胞)体积较小,呈立方形含有圆形细胞核和细胞器,合成和分泌肺表面活性物质,被看做为肺泡上皮的干细胞,对于维持两种肺泡上皮细胞的正常比例,保持肺功能是不可缺少的。在正常肺组织发生与成熟,以及在 ALI 等病理过程中,AT-Ⅱ细胞都相伴着凋亡的过程。

肺泡上皮细胞损害是 ALI 标志之一。在一定程度上,ALI 的康复取决于肺上皮细胞气肺交界面的修复。受损 AT-Ⅱ细胞的清除导致肺泡表面的裸露,如果形成有效的修复,AT-Ⅱ细胞将增生并移行至气肺交界面,形成单层的立方形肺泡上皮,以修复取代受损的 AT-Ⅰ、AT-Ⅱ细胞,恢复正常的肺结构。否则会导致呼吸膜的严重损坏。上皮损害的严重性与发病率和死亡率密切相关,但确切的损害机制尚不清楚。Bachofen 和 Weibel 的形态学研究发现肺损伤早期 AT-Ⅰ细胞体积缩小,染色质浓缩。脂多糖诱导的肺损伤模型中,肺泡上皮细胞凋亡普遍存在。小鼠急性免疫复合物肺损伤早期,肺组织 DNA 出现典型的"梯状"(Ladder)带,原位末端标记检测(TUNEL)发现支气管和肺泡上皮、肺血管内皮细胞凋亡。过度凋亡至少是肺泡上皮细胞损害的重要机制之一。而Fas/FasL 系统在 ALI 早期肺泡上皮细胞凋亡和肺泡-上皮屏障破坏中可能起关键作用。

FasL 的膜结合形式和可溶形式均能诱导易感细胞凋亡。Fas介导的肺损伤需要非髓源细胞表达 Fas,而肺泡上皮细胞和气道上皮细胞表面均表达 Fas,并且这种表达会因炎症介质刺激而增加。促炎症细胞因子 TNF-α、IL-1β、INF-γ 等则能增加肺上皮细胞对 Fas 活性的敏感性。早期 ARDS 患者 BALF 中检测到的可溶形式 FasL 具有生物活性,能够诱导远端肺上皮细胞的凋亡,FasL浓度与临床不良预后呈正相关,在死亡患者 BALF 中达峰值。表面活性物质蛋白 A (SP-A)是Ⅱ型肺泡上皮细胞凋亡抑制剂。上皮细胞通过血管紧张素受体亚型 AT1 与血管紧张素 Ⅱ 相互作用是 Fas 介导肺泡上皮细胞凋亡所必需的。ARDS 患者 BALF 中,血管紧张素转化酶(ACE)浓度升高,使得血管紧张素 Ⅰ 转化为血管紧张素 Ⅱ(AGT Ⅱ)的作用增强,而 SP-A 浓度是降低的。增加的 FasL、ACE、AGT Ⅱ 和减少的 SP-A 成为促进肺泡上皮细胞凋亡的重要因素。动物模型中,使用单克隆抗体 Jo2 结合激活 Fas 能引起小鼠肺泡上皮细胞凋亡,中性粒细胞性肺炎和渗透性的改变。单次给予 Jo2 6~24 h 后,能引起肺泡渗透性改变和中性粒细胞募集,长期给予 Jo2 则能导致肺纤维化发生,而这个现象与肺泡上皮细胞中 DNA 片段化有关。低浓度人重组 FasL 能诱导兔中性粒细胞性肺泡炎,高浓度则能诱导出血性肺损伤。激活的 Fas/FasL 系统与增加的肺泡通透性和肺泡壁细胞凋亡密切相关。除了 Fas/FasL 外,Bcl-2/Bax 也参与了 ALI/ARDS 的发病过程,NF-κB 通过 p53 依赖的方式诱发 Bax 表达的效果强于 Bcl-2。白细胞弹性蛋白酶诱导肺上皮细胞凋亡则与 NF-κB 活化、p53 磷酸化及核移位、增加 PUMA 表达、Bax 依赖的线粒体通透性增加等机制有关。气管内滴注 LPS 诱发大鼠 ARDS 模型前,利用 Bcl-x(L)中的 FNK 预处理,能降低大鼠 BALF 中蛋白浓度,减少肺泡上皮细胞凋亡,减轻组织损伤。体外研究也证实,FNK 预处理可以剂量依赖性方式减少 LPS、TNF-a 处理后 HUVEC、A549 细胞的凋亡。肺泡上皮细胞凋亡在 ALI/ARDS 发病机制中发挥着重要作用,减轻上皮细胞凋亡过度激活,可能是防治 ALI/ARDS 的重要策略之一。

六、小结

凋亡是细胞生理性死亡的普遍形式,具有重要的生物学意义和复杂的分子生物学机制。不适当的激活或抑制凋亡可以引发多种人体疾病。ALI/ARDS 时 PMN 凋亡抑制和肺泡上皮细胞凋亡过度直接影响着炎症进展,在 ALI/ARDS 发病机制中起重要作用。上皮细胞和中性粒细胞凋亡是相关的。Serrao 等发现中性粒细胞诱导上皮细胞凋亡能被抑制性抗 Fas 和抗 FasL 单克隆抗体所阻止,提示中性粒细胞分泌可溶性 Fas ligand。作为对 FasL 或 TNF 的反应,支气管上皮细胞出现凋亡,分泌 IL-8 和 NF-κB,进而抑制中性粒细胞凋亡。PMN 是 ALI 等炎症反应中的重要效应细胞。凋亡 PMN 虽然仍包含有害内容物,但实际上处于一种与外界"功能分离"的状态。这种特性在 PMN 凋亡延迟、巨噬细胞不能及时吞噬清除凋亡 PMN 时显得格外重要,因为随之发生的 PMN 继发性坏死会进一步扩大炎症反应,加重组织损伤。在不同环节和时期调节炎症效应细胞的凋亡,将有助于促进 SIRS 和 CARS 的平衡,保持机体自稳状态。肺泡上皮细胞是呼吸膜的重要组成成分,因此过度凋亡会导致肺泡毛细血管屏障严重损坏和肺泡毛细血管渗透性增加。在 ALI 早期阻断上皮细胞凋亡,可减轻肺损伤,恢复期调节靶细胞凋亡速率,则有助于肺组织的修复和重构。适时适度地干预调控凋亡的某些步骤有望成为治疗 ALI 的适宜措施,这也是研究细胞凋亡的重要性所在。

SWD-ALI 时,循环血及 BALF 中 PMN 凋亡延迟已得到研究证实。PMN 不仅存在数量的增加,在炎症细胞中的比例也明显增高,成为 SWD-ALI 早期最主要的炎症效应细胞。转录调控因子 NF-κB 不仅和细胞因子在不同层面协同参与了 SWD-ALI 的发生发展,而且对 PMN 凋亡表现出显著抑制作用,使得炎症反应得以进一步扩大。但细胞凋亡在海水淹溺中的研究起步较晚,凋亡相关的发病机制远未阐明。深入了解 SWD-ALI 时 PMN 和肺泡上皮细胞凋亡的调控机制,不仅有助于进一步阐明 ALI 发病机制,而且可能为治疗 SWD-ALI 提供新的思路和手段。

第四节　海水淹溺的分子生物学机制

海水淹溺后,除少数因喉头、气管反射性痉挛引起急性窒息外,导致死亡的主要原因是海水淹溺型肺水肿(PE-SWD)。海水

▶▶ 海水淹溺

淹溺后绝大部分患者均有肺损伤,并继发肺水肿,甚至海水型呼吸窘迫综合征(SW-RDS),从而使病情更加危重,救治极为困难。

一、海水对肺泡的直接损伤作用

对海水淹溺型肺损伤的研究发现,海水中的矿物质和微生物可直接或间接引起肺部结构和功能损害。有研究发现,溺死者左心室血培养大肠埃希菌和粪链球菌阳性率 > 90%。

二、海水淹溺与炎性介质释放

SW-ALI/SW-RDS 有许多炎症介质介导,如肺巨噬细胞激活后释放的血小板激活因子、肿瘤坏死因子(TNF)、白介素(IL)-1、IL-8 等,可激活中性粒细胞和血管内皮细胞释放氧自由基、蛋白溶解酶、血栓素、依前列醇等炎症介质,从而造成肺组织损害进一步加重。多形核白细胞(PMN)在肺损伤中起重要作用急性肺损伤早期,大量 PMN 向炎症区游走聚集并被炎症介质激活,PMN 被激活后可诱导释放炎症介质(如 TNF、IL-6 等)产生瀑布效应,造成恶性循环,使细胞收缩变形,血管通透性增加。此外,PMN 是SW-ALI 早期最主要的炎症效应细胞。TNF-α,IL-1,IL-6 为重要的促炎细胞因子,肺组织受损伤刺激后,作用于炎症细胞引起炎症反应,其中 TNF-α 和 IL-1 可能是肺损伤的启动因子,有协同作用,可引起细胞因子瀑布效应。

一般认为,严重创伤后早期引起全身炎症反应综合征(SIRS),而后导致多器官功能障碍综合征(MODS),其病理实质是机体应激诱发的炎症介质反应,而 TNF-α 是介导 SIRS 及MODS 过程中最具影响力的介质之一。TNF-α 由单核巨噬细胞产生,其特异性受体广泛分布于多种细胞,仅 5% 就能发挥最大的生物效应。它既可直接损伤血管内皮细胞,增加血管通透性,又可促进 IL-1、IL-6、PAF 等细胞因子的释放,构成复杂的作用网络而诱发或加重 SIRS,更能通过各种细胞凋亡作用,最终导致 MODS 的发生。大量研究发现，TNF-α不仅具有使肿瘤坏死作用外，还参与失血、凝血、免疫防御和炎症等过程，可通过激活细胞因子网络系统而诱发全身过度炎症反应，导致机体代谢亢进、微血管损伤、心肌抑制、血流动力学改变，最终导致难治性休克和 MODS 而死亡。

三、淹溺型肺水肿的分子机制

海水吸入肺泡内，由于其具有高渗性，血液及组织间质液体将会转移到肺泡腔，使肺泡腔内液体增加约 3 倍。海水的直接肺损伤作用较淡水更为严重。

1. 淹溺型肺水肿的表现及特点　近年来，国内外学者通过模型观察到，海水淹溺时肺泡腔渗出和肺间质水肿明显，肺泡Ⅰ、Ⅱ型上皮细胞和肺毛细血管内皮细胞受损，线粒体有气泡化现象，并有细胞内水肿。肺上皮细胞、毛细血管内皮细胞脱落，血管基膜暴露，血小板聚集、黏附、破裂。显微镜下可见急性炎症反应，Ⅰ、Ⅱ型上皮细胞和血管内皮出现钙沉积增加等病理改变。灌海水后动物出现呼吸困难、呼吸频率明显增加，发绀明显，两肺布满湿啰音，气管内溢出泡沫状液体。血气分析示 PaO_2、SaO_2、pH、AB 指标显著降低，表现出严重的进行性低氧血症和代谢性酸中毒。结合肺病理形态变化，表明发生了 PE-SWD。PE-SWD 既不属于单纯流体静压性肺水肿，又不属于单纯通透性肺水肿，属于混合性肺水肿。其形成过程为：海水被吸入肺内首先引起肺泡腔水肿，继而海水渗入肺间质引起肺间质水肿。由于海水的高渗作用和（或）肺毛细血管的通透性增加，使肺毛细血管内的液体转移至肺间质增多，进一步发展为继发性 PE-SWD。

2. 淹溺型肺水肿的发生机制　PE-SWD 发生机制较为复杂，可能与下列因素有关（图 2-1）。①海水的直接作用：海水淹溺时由于吸气动作，海水被直接吸入肺内形成肺泡腔和肺间质水肿。这一阶段肺水肿持续时间短，随后因其他因素的参与而发生变化。

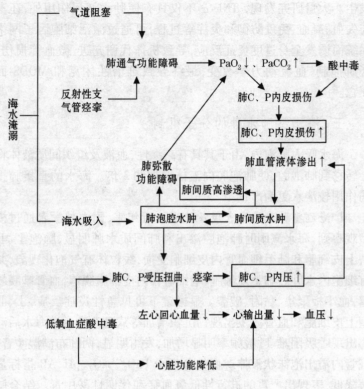

图2-1　海水淹溺肺水肿发生机制

②肺组织液渗透压增高:海水含盐度高达30%左右,当吸进肺内后,造成肺组织液渗透压高于血浆渗透压3倍之多,致使毛细血管内的水迅速转移至肺间质或肺泡腔,形成继发性 PE-SWD,此时肺内水肿液既有吸入的海水,又有毛细血管内液的渗出,较之原发性 PE-SWD 更为严重。③肺毛细血管通透性增加:由于肺毛细血管内液体外渗,致使血液浓缩,血流淤滞,微循环障碍,发生循环性缺氧,与 PE-SWD 原有的乏氧性缺氧合并存在,形成混合性缺氧。在缺氧和酸中毒的影响下,肺毛细血管内皮细胞严重受损,毛细血

管通透性增加,血管内水外渗增多,加重原发性 PE-SWD 的程度。④海水对肺表面活性物质有严重损害作用,导致其稀释或断裂,肺泡塌陷,肺内血液分流,最终可引起 ARDS。⑤肺毛细血管内压增高:肺泡腔和肺间质水肿不断发生和发展,造成肺静脉和肺毛细血管受压扭曲和变形,肺毛细血管内压升高,组织液生成增多,肺水肿更为严重。当肺内液体增多,肺重量增加,体积增大,肺包膜紧张度增加时,致使肺表面淋巴管受压扭曲,造成肺淋巴回流障碍,这可能也是加重 PE-SWD 的重要因素之一。

3.淹溺型肺水肿发展的继发性原因

(1)肺内 Na^+-K^+-ATPase 和 CYTO 活性降低:肺内 Na^+-K^+-ATPase 和 CYTO 活性降低是 PE-SWD 发生机制中很值得注意的一个问题。PE-SWD 可起肺 Na^+-K^+-ATPase 和 CYTO 的含量、密度、分布范围和活性降低。肺细胞内 Na^+-K^+-ATPase 与离子转运密切相关。该酶活性的改变直接影响细胞膜内外 Na^+、K^+ 等离子的浓度和分布。CYTO 是线粒体(mitochondria,MIT)内膜上的镶嵌蛋白质,是 MIT 电子传递链的主要环节。CYTO 活性降低时,肺细胞中 MIT 氧化-磷酸化障碍,合成 ATP 的能力降低。作为细胞各种反应的原动力 ATP 减少将对细胞产生一系列继发性影响。PE-SWD 组中肺内细胞肿胀、胞膜受损、MIT 嵴肿胀、断裂、空泡化等病理改变与肺 Na^+-K^+-ATPase 和 CYTO 活力降低,导致细胞内 Na^+ 增多有关。当细胞内 Na^+ 增多时,可诱发 Ca^{2+} 平衡失调,使原有的细胞内钙超载更为严重,加速和加重 PE-SWD 不断发生和发展(图 2-2)。ALP 是一组水解磷酸键的碱性磷酸酶,广泛位于细胞膜上,与物质转运密切相关。通过影响细胞膜上载体蛋白磷酸化,参与物质跨膜运动的调控。PE-SWD 时肺内 ALP 活性增强,提示细胞膜的转运功能增强,可视为缺氧机体发生的一种代偿性反应。

(2)细胞内钙超载:研究表明 PE-SWD 中 Ⅰ、Ⅱ型肺泡上皮细胞和肺毛细血管内皮细胞 Ca^{2+} 沉淀物明显增加,表明海水淹溺引起了细胞内钙超载。细胞内 Ca^{2+} 浓度与细胞受损程度呈现正相关,细胞内 Ca^{2+} 过量积聚可引起组织器官结构和功能严重障碍。PE-SWD 肺细胞内钙超载的机制尚无定论,可能与低氧血症和酸中毒有密切关系。在缺氧状态下,肺内 Na^+-K^+-ATPase 活力降低,细胞内 Na^+ 大量积聚,Na^+、Ca^{2+} 交换增强,细胞外 Ca^{2+} 大量内流,造成细胞内钙超载;肺内 CYTO 活性降低,细胞内线粒体氧化—磷酸化障碍,ATP 生成减少,Ca^{2+} 效应降低而造成细胞内 Ca^{2+} 增多;肺泡上皮和肺毛细血管内皮受损,细胞膜通透性增加,Ca^{2+} 内流增多引起细胞内钙载超(图 2-2)。

(3) Fos 蛋白蛋白高表达:另有在海水淹溺的兔模型中,PE-SWD 组中兔肺上皮细胞中 c-Fos mRNA 和 Fos 蛋白的阳性反应面积(A1)、阳性反应区积分光密度(D1)和阳性反应区光密度(D2)3 项参数明显增高。表明该基因在转录和翻译水平方面的表达显著增强,c-Fos mRNA 和 Fos 蛋白明显增多。Ca^{2+} 内流是造成 c-Fos 基因表达增强的重要原因,Ca^{2+}-Fos 传导途径是 PE-SWD 应激反应的重要组成环节。当细胞膜 Ca^{2+} 通道开放,细胞外大量 Ca^{2+} 进入细胞内,结合胞质中的钙调素,可诱发 c-Fos 基因表达,其快速表达可形成大量 Fos 蛋白。Fos 蛋白是一种能调节核内其他基因表达的反式作用因子,与细胞内另一种核蛋白 Jun 结合,形成异源二聚体 Fos/Jun,即激活剂蛋白-1(activator protein-1,AP-1)。AP-1 是转录因子,通过与特殊 DNA 序列结合而调节目的基因表达,使快速短暂的刺激发挥长时程效应。进而导致 PE-SWD 不断发展和恶化。

综上所述,海水损伤性作用、低氧血症和代谢性酸中毒是 PE-SWD 发生机制中三大重要因素。肺内 Na^+-K^+-ATPase 和 CYTO 活力降低和细胞内钙超载既是前三种因素造成的直接恶果,又是加重 PE-SWD 发生发展的继发性原因。Ca^{2+}-Fos 传导途径是 PE-SWD 应激反应的重要环节,使快速短暂的病理生理变化发挥长时程效应,导致 PE-SWD 不断发展和恶化。

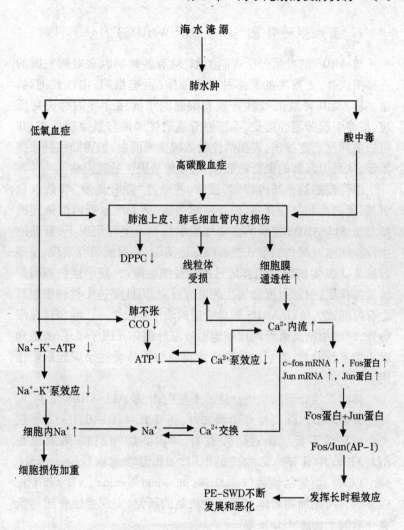

图 2-2　PE-SWD 肺酶活力、Ca^{2+} 内流和基因表达

四、海水型呼吸窘迫综合征(SW-RDS)的分子机制

与 ARDS 的发生分子机制类似,除有些致病因素对肺泡膜的直接损伤外,更重要的是多种炎症细胞(巨噬细胞、中性粒细胞、血小板)及其释放的炎性介质和细胞因子间接介导的肺炎症反应,最终引起肺泡膜损伤、毛细血管通透性增加和微血栓形成;并可造成肺泡上皮损伤,表面活性物质减少或消失,加重肺水肿和肺不张,从而引起肺的氧合功能障碍,导致顽固性低氧血症。

中性粒细胞在肺内聚集、激活,并通过"呼吸爆发"释放氧自由基、蛋白酶和炎性介质,以及巨噬细胞、肺毛细血管内皮细胞的参与是 ALI/ARDS 发病的重要细胞学机制。生理情况下,衰老的中性粒细胞以凋亡的形式被吞噬细胞清除,但目前研究发现,很多导致 ALI 发生的因素能够延迟中性粒细胞凋亡,使中性粒细胞持续发挥作用,引起过度和失控的炎症反应,因此促进中性粒细胞凋亡有可能成为 ALI/ARDS 颇具希望的治疗手段之一。除中性粒细胞外,巨噬细胞及血管内皮细胞可分泌肿瘤坏死因子-a、白细胞介素-1 等炎性介质,对启动早期炎症反应与维持炎症反应起重要作用。

肺内炎性介质和抗炎介质的平衡失调,是 ALI/ARDS 发生、发展的关键环节。除炎性介质增加外,还有 IL-4、IL-10、IL-13 等抗炎介质释放不足。新近研究表明,体内一些神经肽/激素也在 ALI、ARDS 中具有一定的抗炎作用,如胆囊收缩素(cholecystokinin, CCK)、血管活性肽(vasoactive intestinal peptide, VIP)和生长激素等。因此加强对体内保护性机制的研究,实现炎性介质与抗炎介质的平衡亦十分重要。

五、海水淹溺致其他脏器损伤

随着系统性炎症反应综合征和代偿性抗炎症反应综合征概念的提出,人们对炎症这一基本病理生理过程的认识更为深刻。

SIRS 即指机体失控的自我持续放大和自我破坏的炎症反应；CARS 是指与 SIRS 同时启动的一系列内源性抗炎介质和抗炎性内分泌激素引起的抗炎反应。如果 SIRS 和 CARS 在病变发展过程中出现平衡失调，就会导致 MODS。目前人们已经逐渐认识到海水淹溺中的 ALI/ARDS 是 MODS 发生时最早或最常出现的器官表现。

消化道作为机体最大的应激器官，参与机体直接和间接应激、体液交换、能量转换和免疫调节。在淹溺过程中，大部分淹溺者会吞咽大量海水，高渗性水分会进入肠道，影响其血流动力学。且海水淹溺作为一个强大的应激原，作用于中枢神经系统，可直接影响脑肠轴，使胃肠道神经-内分泌-胃肠激素改变，从而影响消化道结构、功能。Wiegmann 等发现，淹溺事件中包括消化道器官在内的人体重要器官湿重发生了明显变化；但消化道能否参与体内外水运转，目前尚无报道。20 世纪 80 年代以来，各国学者发现，肠道可能是原因不明感染的发源地。近年来，肠道屏障功能已成为判断危重患者预后的一个重要指标，肠道细菌和内毒素移位所致肠源性感染与严重应激后发生的多脏器功能不全密切相关。而肠道结构完整性破坏必定会影响肠道免疫防御体系。

NF-κB 是多种炎症介质的上游信号分子，其激活后可促进多种炎症介质的产生，处于调节炎症反应的中心环节。细胞处于静息状态时，NF-κB 以非活性形式存在于胞质中，由 p50、p65 异二聚体和 NF-κB 抑制蛋白（IκB）组成。胞外刺激通过一个或多个信号途径使 NF-κB 三聚体复合物中的 IκB 磷酸化而解离，游离的 IκB 与蛋白结合发生泛素化，最后经蛋白酶小体降解，NF-κB 二聚体从胞浆中移位至胞核内，与靶基因结合，从而启动某些基因的转录。内毒素、缺血-再灌注损伤（I/R）、氧自由基（ROS）以及严重创伤等因素使 NF-κB 激活，进入核内，调控众多细胞因子的基因表达，尤其是 TNF-α、IL-1 等原发性细胞因子的增加，进一步作用于巨噬细胞等产生大量的继发性细胞因子，如 IL-6、IL-8 等。有些细胞因子又进一步激活 NF-κB（其中 TNF-α、IL-1β 通过受体介导途径激活 NF-κB）形成正反馈的级联放大效应。NF-κB 通过影响炎症介质的基因转录而对炎症介质网络产生广泛作用。TNF-α 是 NF-κB 介导表达的重要的促炎细胞因子，在炎症反应中是激活细胞因子级联反应的主要因子，在循环中较早出现并迅速达到高峰，TNF-α 还可以诱导中性粒细胞的激活，促进淋巴细胞与内皮的相互黏附，刺激趋化因子分泌，导致中性粒细胞在组织中聚集。TNF-α 反过来又可以激活 NF-κB，使细胞因子大量过度释放，引起 SIRS 或 MODS。

　　IL-6 是一种迟发性细胞因子，在感染性休克时血清 IL-6 水平升高比 TNF-α 延迟。IL-6 是急性相蛋白反应的主要诱导者，催化和放大炎性反应和毒性作用，造成组织细胞的损害，虽无疾病的特异性，但能直接反映各种类型损害的严重程度。有证据显示，血清中 IL-6 水平可以作为细胞因子级联反应激活的一个标志，反映出宿主炎症反应与疾病严重程度间的关系，并且在脓毒症中可以作为判断预后的一个指标。

（韩志海　芮　萌　刘于红）

>> 第三章　海水淹溺的病理和病理生理机制

第一节　海水淹溺的病理学改变

据世界卫生组织（WHO）统计，淹溺是儿童最主要的死亡原因，对于任何年龄人群来说，淹溺是五种最常见的意外死亡原因之一，溺水造成的伤亡占全球总死亡率的10%。溺水造成的全球性负担和死亡遍及所有经济体和地区，世界上60%以上的溺水事件发生在世卫组织西太平洋区域和世卫组织东南亚区域；中国和印度的溺水死亡率也非常高，两国加起来占世界溺水死亡的43%。溺水也给社会带来很大的经济负担，使溺水成为全球一个主要公共卫生问题，例如，仅美国海岸发生的溺水事件每年造成的直接和间接损失就达2.73亿美元。在澳大利亚和加拿大，溺水伤害每年造成的总损失分别为8550万美元和1.73亿美元。

海水淹溺历来是海难事故中船员落水主要的医学问题，在航海事故中占52%~65%。此外游泳意外时亦常有海水淹溺发生，海上战争和海啸时更会出现大量的人员淹溺。

海水淹溺对落水人员会造成不同程度的病理和病理生理损害。当人落入海水后，少数患者可能迅速死亡，这是由于冷水强烈刺激，反射性引起喉、气管和支气管痉挛而发生窒息，甚至休克所致。这种情况下吸入的海水量很少，肺内几乎没有海水，故被称为干性海水淹溺，其体内电解质紊乱很轻甚至未发生，若及时抢救，成功的机会较大。而当患者落入海水后，海水经呼吸道被吸入肺

▶▶ 海水淹溺

内,则发生湿性海水淹溺,其肺部病理损害严重,并可继发多系统损害,病情复杂,死亡率极高。这在动物实验中也得到证实,有研究者用狗做实验,一只狗先结扎气管,另一只不结扎,同时扔入水中,2 min后救出水面,结果发现结扎气管后再淹溺者立即恢复生命活动,另一只则死亡,解剖发现,前者有肺出血,而后者除肺充血外,尚可见肺水肿和出血。由此可见,干性淹溺和湿性淹溺会造成不同的病理损害,绝大多数海水淹溺属于湿性淹溺。

淹溺对机体的损害,最直接累及的器官就是肺,导致急性肺损伤甚至急性呼吸窘迫综合征,随着肺损伤的加重,出现呼吸生理和病理生理的改变,导致低氧血症、代谢性酸中毒以及机体的全身炎症反应,如果不能及时得到救治,将出现全身多系统、多器官的损害,甚至危及生命。这种由海水淹溺引起的急性肺损伤是引起死亡的主要原因。

海水淹溺后,对肺的损害包括两个方面,一方面是海水对肺泡上皮细胞和肺泡毛细血管内皮细胞的直接损伤,另一方面是由此导致的低氧血症、代谢性酸中毒以及机体炎症反应所引起的肺的进一步损害。

海水淹溺不同于淡水淹溺。淡水淹溺进入气道的是低渗液体,较血浆和其他体液的渗透压低,进入气道后向渗透压较高的肺泡上皮细胞内渗透,直接导致上皮细胞肿胀,甚至崩解破裂;此外,肺毛细血管内皮细胞亦同样受到渗透压的影响而出现结构和功能的破坏,造成肺通气和弥散功能障碍,出现低氧血症、代谢性酸中毒。

而海水淹溺时,由于海水是高渗性液体,具有高钠、高氯、高钾的高渗特性,直接导致肺泡上皮细胞的损伤,造成肺泡腔水肿。同时血管内外渗透压梯度的显著增高,使血管内的水分渗透到肺间质及肺泡腔,继而进一步加重肺泡腔水肿,导致肺泡内压显著增高,造成肺泡压力性损伤。另外,肺泡腔及肺间质水肿,使肺泡间隔中的毛细血管床受压,导致毛细血管扭曲、变形。在疾病的发展过程中,低氧血症和代谢性酸中毒持续存在,可导致肺泡-毛细血管膜广泛损伤,肺毛细血管膜通透性增高,血浆蛋白渗透入肺泡腔,形成透明膜,气体弥散膜增厚,弥散功能障碍,进一步加重低氧血症和代谢性酸中毒。

在动物实验中发现,海水淹溺 3 h 后,肺组织的大体标本显示肺体积比正常对照组的肺体积明显增大,肺组织充盈、饱满,表面可见片状暗红色区,以低垂部位为著,重量明显增大,切面呈现"肝样变",挤压时可见大量粉红色泡沫样物质渗出,呈洗肉水样。湿/干重比明显大于正常对照组。

在淡水淹溺 3 h 后,兔肺表面可见点状暗红色区和出血区,低垂部位病变较明显,切面呈淡红色,挤压时有少量粉红色液体渗出。湿/干重比较正常对照组有所增加,但低于海水淹溺组,如图3-1 所示。

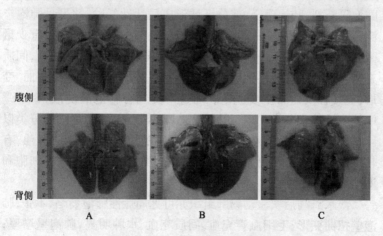

腹侧

背侧

A　　　　　B　　　　　C

图 3-1　海水与淡水淹溺 3 h 兔肺大体标本
（A：对照组；B：海水淹溺组；C：淡水淹溺组）

在对溺死者的解剖中也观察到与动物实验相类似的结果,发现肺组织明显膨胀,肺内充以空气、水和出血,外观呈暗红色,并夹杂以淡红色区,切面可见较多液体流出,呈泡沫样,肺的重量明显增加;并常有胸腔积液,在水中停留时间较久者,肺的重量减少,而胸腔积液量则明显增多,可能与海水的高渗作用有关,导致肺组织细胞、胸膜组织细胞及毛细血管中的液体成分外渗所致;另外可见肺泡明显扩张甚至破裂,多数肺泡腔内充以水肿液或出血,细支气管腔及肺泡内有时可以见到异物,为海水中的藻类等污物成分随海水误吸入肺内。

此外胃和十二指肠腔内也可见淹溺液成分。心脏可见扩张,心腔内的血液呈暗红色流动性,有时可见血凝块,多数内脏如肝、肾等均可见淤血。

HE 染色光镜下,海水淹溺实验动物的肺组织肺泡水肿明显,肺泡腔内见大量炎性细胞浸润,以中性粒细胞为主,并有少量淋巴细胞,可见局灶性蛋白性渗出呈均匀红染物质和红细胞渗出,部分肺泡隔断裂,肺泡融合,部分区域形成局灶性气肿;并可见肺泡广泛萎陷,呈现局灶性片状不张;肺泡壁毛细血管充血扩张,有少量微血栓形成,部分小气管或小血管周围出现套状水肿或出血,间质充血、水肿明显,炎性细胞浸润,肺泡壁增厚,并见肺泡壁扭曲、变形;支气管及血管上皮脱落。通过对支气管肺泡灌洗液(BALF)中细胞计数和分类发现,对照组 BALF 外观清亮,镜下细胞分类以巨噬细胞为主,可见少量淋巴细胞,而海水淹溺组 BALF 浑浊,有较多白色絮状分泌物悬浮,镜下细胞分类可见较多中性粒细胞和淋巴细胞。

淡水淹溺后实验动物肺组织亦可见局灶性肺泡萎陷、不张,肺泡壁扭曲变形;毛细血管充血,间质充血、水肿明显,肺泡壁增厚;但肺泡腔内炎细胞浸润和红细胞渗出较少见。对肺泡灌洗液进行观察,发现淡水淹溺组灌洗液呈洗肉水样,浑浊,对灌洗液处理后的细胞计数,镜下见细胞形态破坏,仅见大量细胞碎片,离心后分类计数见视野内大量均匀深染细胞,但未见细胞核,无法进行细胞分类;而海水淹溺组灌洗液色淡、混浊,有较多白色絮状分泌物悬浮,镜下细胞分类可见较多中性粒细胞和淋巴细胞;对照组灌洗液则较清亮,细胞分类以巨噬细胞为主,可见少量淋巴细胞(图3-2~3-5)。

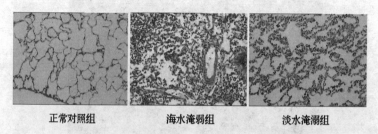

正常对照组   海水淹弱组   淡水淹溺组

图3-2 海水和淡水淹溺3 h兔肺组织病理改变(HE×100)

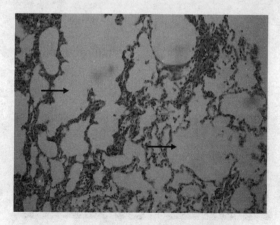

图3-3 如见头所示,大量肺泡隔断裂融合

透射电镜下见海水淹溺兔肺组织中,肺泡壁增厚,Ⅰ型肺泡上皮细胞与基底膜间有空隙,胞体肿胀,胞膜圆形突起,胞质内见局限性透亮区,空泡形成,板层小体破坏或有排空现象,线粒体肿胀,排列紊乱;Ⅱ型肺泡上皮细胞见线粒体肿胀,微绒毛增粗变短,嵴断裂或空泡化,并可见较多Ⅱ型上皮细胞脱入肺泡腔内;部分细胞

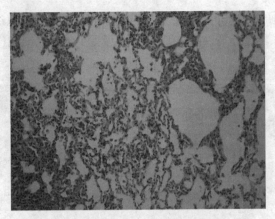

图 3-4 肺内炎细胞浸润,肺泡萎陷

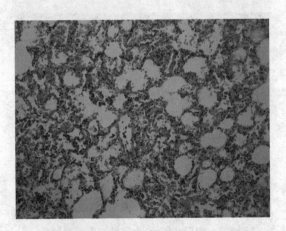

图 3-5 肺泡内出血,肺泡及间质水肿

结构不清;毛细血管内皮细胞肿胀,细胞膜受损,血管基底膜暴露、断裂,使血管腔和肺泡腔相通或直接暴露于肺泡腔(图 3-6)。

海水淹溺对机体的病理损害并不仅局限于肺部,对胃肠道、肝、肾及循环系统等均会造成不同程度的病理损害,但相关的研究非常有限,目前尚缺乏海水淹溺后各系统病理学改变的系统研究

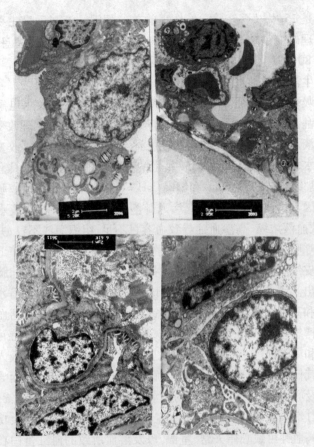

图 3-6　海水淹溺后肺泡上皮细胞电镜表现

和报道,因此对海水淹溺的研究工作尚需进一步加强和完善。

第二节　海水淹溺的病理生理改变

淹溺是意外伤害死亡的主要原因之一。据 WHO 资料,2000 年全球发生淹溺估计有 449 000 例,其发生率约为 7.4/100 000。淹

▶▶ **海水淹溺**

溺还是 15 岁以下孩子意外伤害的首位死因。淹溺后最主要的病理生理改变是缺氧,10% ~15% 淹溺者的缺氧单纯是由窒息引起,其余 80% 以上则与吸入相关。因吸入的物质和量的不同,轻微的只发生淹溺性肺水肿,严重的可导致急性肺损伤,或更为严重的急性呼吸窘迫综合征。除缺氧外,淹溺者还存在酸碱及水电解质平衡紊乱、低温反应、潜水反射和围营救期虚脱等病理生理改变。不管是淡水还是海水淹溺,均存在上述共性的病理生理学改变。但与淡水相比,海水约含 3.5% 氯化钠及大量钙盐和镁盐,具有高渗(含盐度 3.3% ~3.5%)和偏碱(pH = 8.0 ~8.4)等特性。吸入的海水因其高渗,水分自血管渗入肺泡致急性肺水肿;血液水分减少,致血液浓缩、高渗血症导致血容量不足、组织灌注不良;并且海水对呼吸道和肺泡有化学性刺激作用,肺泡上皮细胞和肺毛细血管内皮细胞受海水损伤后,大量蛋白质及水分向肺间质和肺泡腔内渗出。因此海水淹溺更容易引起肺水肿及低血容量。海水中的高钙和高镁吸收入血,可导致高钙血症和高镁血症。高钙血症可使心搏缓慢、心律失常、传导阻滞,甚至心搏停止。高镁血症可抑制中枢和周围神经,弛张横纹肌,扩张血管和降低血压。而吸入的淡水因其低渗,可由肺泡进入血液循环造成血容量增多,从而导致肺水肿及心力衰竭。同时大量的淡水进入血液循环可发生低渗血症,造成红细胞破坏、溶血、高钾血症和脏器的组织细胞水肿、功能不全。高血钾可致心律失常、室颤,以及溶血所致的血红蛋白在肾小管栓塞引起急性肾衰。下面以淹溺后发生的共性病理生理改变展开叙述,并同时对淡水及海水淹溺的病理生理改变差异进行比较。

一、缺氧

没有两位淹溺者的情况是一样的,如淹溺者的身体状况、淹溺时间、温度和吸入淹溺介质的量,但几乎所有淹溺者都存在缺氧,缺氧是淹溺后最主要的病理生理改变。

当人垂直进入水中,头还露在外面时,由于水压挤压身体,大量下肢血液进入肺循环,及水压挤压胸壁,导致呼吸功增加65%左右,此时一般健康人均能耐受。当水完全淹没头部时,淹溺者多会自主的屏住呼吸,但屏气一定时间后,可发生不自主的呼吸,伴随淹溺介质吸入肺内。以志愿者为对象的研究发现,平静呼吸后,屏住呼吸的时间平均为87 s,此时肺泡内二氧化碳和氧分压分别为51 mmHg和73 mmHg。但在深呼吸后,屏气时间可延长至146 s,此时肺泡内二氧化碳和氧分压分别为46 mmHg 和58 mmHg;可是剧烈运动后深呼吸,屏气时间仅只有85 s,而此时肺泡内二氧化碳仅为49 mmHg,氧分压已降至43 mmHg。研究结果提示,淹溺者意识丧失是中枢缺氧的后果而非高碳酸血症。应用犬模型研究显示:仅有高碳酸血症而缺氧并不致死,但动脉氧分压降至10 ~ 15 mmHg,则无一幸存。上述资料显示缺氧是淹溺者最主要的致死因素。低氧血症以后,淹溺者在心搏停止和神经系统不可逆损伤之前,会发生自发通气,以维持氧合。如此时,淹溺者仍浸泡在水中,会不可避免吸入淹溺介质。尸解发现,淹溺罹难者大多数均有不同程度的淹溺介质吸入,呕吐物的吸入也比较常见。此类淹溺为湿性淹溺,即有淹溺介质吸入为肺内。淹溺如发生在淡水区域,吸入介质为淡水,称为淡水淹溺;如发生在海水,则吸入介质为海水,称为海水淹溺。几乎所有的研究均显示,吸入液体后可迅速发生低氧血症,即使是肺内仅吸入1 ~ 2.2 ml/kg 水。通过一组连续91 例淹溺者的动脉血气氧分压(PaO_2)、二氧化碳分压($PaCO_2$)和 pH 值研究显示,不管是海水、淡水还是半咸水淹溺,这些淹溺者显著的特点是低氧血症,氧合指数(PaO_2/FiO_2)范围30 ~ 585,缺氧可持续淹溺后数天甚至数周。即使是吸入100% 纯氧,仍可有显著的低氧血症。后期的低氧血症与肺泡内蛋白渗出、肺泡毛细血管屏障损伤或肺部继发感染相关。

吸入肺内的淹溺介质可以破坏及稀释肺泡表面活性物质(海水以破坏表面活性物质为主,淡水则以稀释为主),损伤肺泡毛细血管屏障及肺泡上皮细胞。肺泡表面活性物质被破坏或稀释后,可导致大面积的肺不张,进而发生通气血流比值(V/Q)失调和肺顺应性下降。同时进入肺内的水也可刺激肺血管收缩,从而导致肺循环高压。由于渗透压的作用,发生在海水中的淹溺更容易发生肺水肿。如淡水中有异物的吸入,也容易发生肺水肿。动物实验发现,海水吸入可使肺泡内的液体容量增加。给大鼠肺内灌入海水可使肺的重量额外增加3倍;通过重力或机械吸引方式收集灌入犬支气管内海水,收集液体量明显超过灌入的海水量;同样是犬模型,通过注射灌入肺内40~91 ml/kg海水,肺内吸引出的液体超过灌注量14~33 ml/kg,动物只有通过补液才能存活。这些肺内增加的液体,是由于海水高渗驱动循环内液体进入肺组织,从而也导致低血容量。相反,淡水吸入,大鼠肺重量并不增加。亚致死量淡水灌入麻醉犬肺,淡水可被迅速吸收入血,3 min后通过重力作用气道内就不能排出淡水。

海水的高渗性是海水淹溺比较容易发生肺水肿的原因。而淡水淹溺可使肺泡表面活性物质功能异常,是其发生肺水肿的原因之一。淡水灌注的动物肺组织中提取出的肺泡表面活性物质存在表面张力异常特性,从而导致肺泡不稳定和肺泡闭陷。由于肺泡表面活性物质功能的缺陷,使肺泡对液体的通透性增加。另外,淡水吸入后可使血容量短暂增加,也是淡水淹溺发生肺水肿的重要因素。相反,肺内灌入等张溶液或海水,尽管肺泡表面活性物质可从肺内洗出,但是肺泡表面活性物质还是保留了大多数功能。从海水灌注的动物肺组织中提取出的肺泡表面活性物质表面张力功能正常。提示海水吸入后发生的肺水肿,主要是因为肺泡与毛细血管之间的渗透梯度造成的,使血管内液体渗入肺泡。不论是海水淹溺还是淡水淹溺,终末期均有肺水肿。

有关液体吸入对肺机械力学的影响,Colebatch等以羊为动物模型开展了相关研究。给动物气管内灌入淡水(1 ml/kg或3 ml/kg)或海水(1 ml/kg或2.5 ml/kg),发现在液体灌入后5 min内肺顺应性最高可下降66%,呼吸功增加5~9倍,气道阻力增加2~8倍。阿托品(静脉注射)或异丙肾上腺素(静脉注射或吸入)可减轻肺顺应性的下降。给大鼠肺内灌入小剂量的淡水(0.1 ml/100 mg),电镜下未发现大鼠肺结构异常。但灌入相同剂量的海水,可观察到肺泡内出血及肺重量增加。如灌入一定剂量的淡水,可以发现大鼠肺泡隔增宽,毛细血管塌陷及内部红细胞减少,内皮细胞及隔核肿胀、线粒体膨胀及细胞轮廓模糊。上述改变与肺泡内淡水迅速吸收相关。如灌入相同剂量的海水,上述改变并不明显,主要发现为内皮细胞核及隔核缩小,细胞壁有不同程度的折叠。淹溺后另一比较常见的改变为肺过度膨胀,类似于急性肺气肿。这可能与淹溺者剧烈呼吸以克服关闭的会厌及气道阻塞有关,确切机制尚不清楚。如淹溺者存活超过 12 h,但后期又死亡者,其肺部经常可发现肺炎、肺脓肿、机械损伤和肺泡内透明膜物质沉积。尸解结果显示70%的淹溺者除吸入水外,还可吸入呕吐物、淤泥、沙和藻类等物质,这些物质均可能成为造成淹溺者后期死亡的原因。

尸解发现约有10%淹溺罹难者肺内没有液体吸入,此类淹溺称为干性淹溺,其死亡原因为喉痉挛或屏气而缺氧导致的心搏骤停。当然尸检结果并不能确定此部分罹难者完全没有淹溺介质的吸入,因为肺内的淡水可以被迅速吸收入血。20世纪末 Modell 及 Lunetta 通过复习 578 例溺死者尸检结果,发现98.6%的罹难者肺内可找到吸入水的证据。认为真正溺死者,必须有液体吸入肺部。如果心搏停止后呼吸道才浸泡于水,水是不会被动的渗入肺内。因此,如尸检时罹难者肺内无吸入液体证据,需要考虑罹难者是否存在其他的死亡原因,如谋杀。最初的喉痉挛可能为保护反射,可避免水吸入肺部,但导致了窒息缺氧和二氧化碳潴留。同时缺氧和二氧化碳潴留均为喉反射的调节因素。伴随喉痉挛发生,可有大量的黏液渗入支气管和发生支气管痉挛。这些因素均可阻止水进入终末气道。成年人发生喉痉挛的概率高于小孩。

二、酸碱及水电解质平衡紊乱

因缺氧和二氧化碳潴留可引起代谢性、呼吸性或混合性酸中毒。淹溺者发生酸中毒比较常见，曾有报道淹溺后动脉血 pH 低至 6.33 而抢救存活的病例。动物实验发现，吸入肺部的淡水可重吸收到血循环，导致血液稀释和高血容量。而海水淹溺则反之，循环血容量被吸入肺泡，导致血液浓缩和低血容量。淡水和海水淹溺均可引起相应的电解质紊乱。但实际上，淹溺者存在有临床意义的水、电解质紊乱较少见。

要产生显著的血容量改变，需要吸入大量的液体。如果吸入低渗液体超过 11 ml/kg，血容量可与吸入量成正比增加。淹溺者如果被成功营救，其吸入的液体可重新分布，营救后 1 h 内可发生低血容量。如果有大量的高渗海水吸入，可迅速发生低血容量。因此，怀疑有大量的低渗或高渗液体吸入，可根据中心静脉压等情况补充有效血容量。但是多数淹溺者很少存在有威胁生命的血容量改变。

同样血清电解质改变与吸入液体的量及种类有关。理论上，淡水进入肺部，因渗透压作用，可使肺泡内的水分进入血液循环，然后进入更高渗透压的细胞内，导致溶血。溶血可产生高钾血症。但实验研究发现，犬吸入超过 22 ml/kg 海水或淡水，才会发生显著的血清电解质浓度改变。人类发生淹溺时，如果吸入这么大量的液体，已经很难幸存了。因此，淹溺后发生威胁生命的电解质紊乱也比较少见。所以，淹溺者最初补液治疗最好选用 0.9% 氯化钠溶液（生理盐水），尽量避免补低张液体。

三、心血管系统反应

淹溺后心血管主要反应是静脉回流增加，血容量向心分布，从而导致心输出量增加 1/3 ~ 2/3。血容量向心分布刺激张力受体产生利尿效果。后期由于浸泡性利尿及缺氧、酸中毒和电解质紊

乱导致的心肌功能下降,也可发生心输出量下降。缺氧也可直接
导致肺血管收缩、阻力增加。缺氧也可导致血压改变。早期因交
感神经兴奋、心搏加速和血管阻力增加,可导致血压增高,随后因
心功能下降而发生低血压。

动物实验发现,淹溺后可发生多种心电图改变,甚至致死性的
心律失常,但很少需要特殊处理,多在改善氧合后可恢复。如有大
量的淡水吸入,可发生致死性的室颤。气管内灌注 22 ml/kg 盐水
或蒸馏水,15 只犬中有 9 只发生二联律,有 6 只发生 T 波抬高。
如气管内灌注 6 ml/kg 盐水或淡水,29 min 后发现有心肌病理改
变。电镜下改变为心肌细胞收缩肿胀,线粒体透亮度增加,心肌细
胞核凝聚。

四、消化及肾脏系统反应

胃内可吞入大量液体,尤其水有波浪及水温较低情况下。通
常也容易发生呕吐,呕吐物误吸。消化系统吞入的液体可使机体
体温下降。

淹溺早期,肾功能多是正常的,但伴随着低氧血症、乳酸酸中
毒、肌肉损伤、低灌注和溶血的发生,肾功能可发生损伤,出现蛋白
尿、管型尿、血尿、急性肾小管坏死、少尿和无尿。尽管这些是比较
少见的事件,但在淹溺抢救时要考虑到肾功能的问题。

五、神经系统反应

多数淹溺罹难者都有一段继发于中枢缺氧的意识丧失期。如
获救淹溺者到达急诊室时是清醒和定向无障碍的,只要肺部问题
能成功解决,一般不会有神经系统的后遗症。获救者到急诊室时
意识模糊(即反应迟钝但能被叫醒,对疼痛定位准确)者有 90%~
100% 也不会留神经系统后遗症,但是昏迷者则预后较差,仅有
44%~55% 能恢复正常,有 10%~23% 留有严重的神经系统并发
症,尤其儿童更容易留有神经系统并发症。统计结果显示儿童到

达急诊室处于昏睡状态,约有 44% 可存活并不留神经系统后遗症,17% 存活但留有神经系统后遗症,39% 死亡。为减少神经系统并发症,有学者企图用"HYPER"疗法,即低温、巴比妥镇静、神经肌肉阻滞剂、高通气及脱水疗法,但并没有实质性减少神经系统并发症。目前尚没有证据证实神经营养药物可减少淹溺者神经系统并发症。抽搐需要及时处理。监测血糖,使血糖尽可能维持在 100 ~ 140 mg/dl 水平。避免低血容量和低氧血症,低温和高压氧治疗的作用还有待于评估。

六、低温综合征

机体深部体温低于 35℃ 为低温。一旦浸泡到冷水中,通常先不自主的喘息,随后有不能控制的高通气。在冷水中,最长的屏气时间约 10 s。如水温低于 25℃,呼吸功会增加,水温为 10℃ 时呼吸功最大。在冷水中、尤其有波浪情况下,游泳者呼吸比较困难,不能屏住呼吸太长时间,通常会发生冷水吸入。当深部体温低于 34℃ 时,也容易发生吸入。因为肢体温度低于 28℃、深部温度在 33 ~ 35℃ 时,神经肌肉的功能就会受损。

由于平均水温低于体温和水的导热系数高于空气,如海水的平均水温低于 20℃,导热系数是空气的 23 倍。所以,人体在水中丧失的热量比空气中大得多,淹溺者常可出现低温,儿童因皮下脂肪组织较薄、体表面积大更易发生。有些淹溺者还可出现原因不明的体温迅速下降。当深部温度(直肠温)下降到 35℃ 以下时,可引起机体系列的功能改变。如心血管系统先是血管收缩、血压升高和心率加快,血液向心性分布,心输出量增加,尿量增加。当体温低于 28℃ 时可出现室颤,主要是因迷走神经兴奋和过量释放的儿茶酚胺介导。体温低于 26 ~ 24℃,可发生心搏停止。呼吸系统可出现肺高通气表现但氧弥散和氧合效应下降;肾上腺皮质和髓质功能也是先亢进后抑制;中枢神经系统脑电活动减少。低温曾被认为对中枢神经系统有保护作用,可使机体代谢减慢。曾有在冷水中淹溺长达 66 min 仍完全康复的个案报道。但是低温也可使神经中枢血流减少，体温每下降一度，中枢血流下降 6% ~ 7%。一旦深部体温低于 30℃，会发生意识丧失；低于 22℃ 时，中枢活动完全停止。Suominen 等回顾性分析 61 例淹溺者的情况，发现淹溺区的水温和淹溺者的深部体温并不影响预后，线性回归分析显示淹溺时间是决定预后的唯一因素。因此，低温对中枢的保护作用尚不确切。深部的体温受到水温、淹溺时间、体表面积与体重比值、保温措施、机体状况等多因素影响，即使这些条件都在理想状态，体温仍不能迅速下降到达中枢神经系统保护作用。

七、潜水反射

潜水反射是因面部三叉神经受刺激后引起的反射，表现为呼吸停止、外周血管收缩、心动过缓和血流向神经中枢及冠状动脉分布。潜水反射不受化学感受器及压力感受器影响，对机体作用尚未完全了解，通常认为机体有自我防御作用，首先保证重要脏器的血供和减少氧耗。潜水反射和低温相互作用，可使淹溺者处于低氧耗和低代谢状态。潜水反射通常儿童易发。

八、围营救期虚脱

有些淹溺者（甚至意识清醒者）被营救到岸上后可以突发虚脱和致命性的心律失常而死亡，有学者把这种现象命名为围营救期虚脱（circum-rescue collapse）。淹溺的水温越低越容易发生此现象。Golden 等回顾性分析了二战期间的船难，160 例水温低于 10℃ 的淹溺者，有 17% 在营救期 24 h 内发生虚脱而死亡；而 200 例水温 10℃ 以上的淹溺者，无一发生虚脱死亡。围营救期虚脱是营救淹溺（尤其低温淹溺）时值得重视的问题。

围营救期虚脱可发生于营救出水面前（pre-rescue collapse）、刚营救出水面时（during-rescue collapse，DRC）和营救出水面后（post-rescue collapse）。营救出水面后的虚脱多发生于复温时，复

▶▶ 海水淹溺

温可松弛低温时极度收缩的外周血管,淹溺者可因血管舒张和低温性血容量不足而发生虚脱。营救前虚脱是指有意识的淹溺者在得知要被营救出水平面的瞬间发生虚脱。低温时心肌舒张,血液黏滞度增加,冠状动脉血流下降,儿茶酚胺、去甲肾上腺素分泌增加,以维持冠状动脉的血供。淹溺者一旦得知要被营救,可能交感神经兴奋性下降和儿茶酚胺分泌减少,使冠状动脉循环血量下降而发生虚脱。导致 DRC 的因素较多,主要的因素是躯体离开水面后外周帮助静脉回流的静水压骤失,血液因重力作用而潴留在外周血管,静脉回心血量瞬间减少。实验发现头在外而躯体浸没在水中的人,为克服躯体周围的静水压,其心输出量可增加 32% ~ 66%。其他与 DRC 的相关因素还有低温性低血容量、血液黏滞度增加、低温性冠脉供血不足、压力感受器反应迟钝、重要脏器和骨骼肌血供失调、心理应激反应和心脏基础疾病等。

(张新红　丁新民)

>> 第四章　**海水淹溺的临床表现**

第一节　导致海水淹溺的原因

发生海水淹溺的原因一般可分为以下五类：

1. 游泳过程中出现的海水淹溺

(1)不会游泳者无意落水后惊慌失措。

(2)会游泳者游泳时间过长而发生过度疲劳或手足抽搐。

(3)冷水刺激而发生抽搐或造成体温过低。

(4)饮酒后游泳，尤其是醉酒后游泳更易淹溺。

(5)患有或有潜在的心脏、脑血管或其他疾病不能胜任游泳或在游泳时疾病发作。

(6)游泳前曾服用影响游泳能力的药物。

(7)游泳时发生外伤。

(8)儿童意外落水。

(9)海浪对额面部的拍打等。

2. 潜水过程中发生的海水淹溺

(1)使用通风式和氦氧重潜水装具时，如以下情况发生，水灌满头盔，潜水员即遭淹溺。头盔面窗破裂、头盔严重破坏或穿孔；潜水衣撕破、头盔和潜水衣连接不紧密；头盔排气阀弹簧失灵，以致持续排气，同时水漏入头盔。破损的位置愈接近头盔或潜水员取卧位时，淹溺的危险性就愈大。

(2)使用自携式浴水装具时，如以下情况发生，潜水员即遭淹溺。面罩、咬嘴脱落或灌水；装具其他部位(如呼吸袋、呼吸管、吸收罐)破损而进水;装具供气中断,潜水员拉脱面罩和咬嘴。

(3)屏气潜水(裸潜)时,潜水员在屏气潜水前过度通气是淹溺最常见的原因之一,因为有实验表明,过度通气可使血液二氧化碳张力急剧降低,血管收缩导致脑血流量减少,继之意识丧失而继发淹溺。

(4)潜水员在水下发生某种疾病(如氧中毒、氮麻醉、二氧化碳中毒、肺气压伤、面部或全身挤压伤等)易继发淹溺。

(5)潜水员结伴潜水时,如果技术不熟练也易继发淹溺。

3. 舰船失事:潜艇失事或其他舰船沉没,乘员逃脱不及或逃至水面未能及时获救,均可发生淹溺。

4. 海战过程中:海战过程中,如发生某些战伤后落水,可继发淹溺。

5. 投水自杀或他杀。

第二节　临床表现

淹溺的临床表现个体差异较大,取决于溺水的持续时间、溺水量的多少、缺氧持续时间的长短及器官损害范围。

根据病情可将患者分为轻度淹溺、中度淹溺和重度淹溺三类。

1. 轻度淹溺:仅吸入或吞入少量海水,患者一般意识清楚,有惊恐感。肤色正常或稍苍白,心率加快。

2. 中度淹溺:常发生于溺水 1~2 min 后,人体因不能耐受缺氧而吸入大量水分,患者有剧烈呛咳和呕吐。部分患者因呕吐物被重新吸入或发生反射性喉痉挛而加重窒息和缺氧。患者出现意识模糊或烦躁不安,呼吸不规则或表浅,血压下降,心搏减慢,神经反射减弱。约有 75% 溺水者发生肺水肿。

3. 重度淹溺:被救后已处昏迷状态,面部多青紫或苍白,眼球凸出,四肢厥冷,测不到血压;呼吸、心搏微弱或停止,口腔、鼻内充满泡沫状液体、泥沙、杂草或其他杂物。

按照各个系统划分,海水淹溺的临床表现包括:

1. **一般表现**　皮肤皱缩,面部肿胀,指端、口唇青紫,有的表现为面色苍白,双眼充血,四肢冰冷、寒战,有些患者可发热。

2. **呼吸系统**　呼吸系统的症状表现为呼吸困难、表浅,有时呼吸不规则或出现双吸气,有的出现胸痛(吸气或咳嗽时加重),可咳出泡沫状血痰。肺部可闻及湿啰音、捻发音或鼾音。肺功能降低,如肺活量减少、最大呼气流量降低、顺应性降低、通气血流比值减小等。可并发肺炎、肺脓肿、脓胸,严重的肺部感染可使病程拖得很长。

3. **循环系统**　循环系统的症状为发绀、脉搏细数甚至不能触及、血压降低、室上性心动过速以及其他各种心律失常,严重者出现心室颤动甚至心搏骤停。有的凝血功能异常,甚至出现弥散性血管内凝血(DIC)。

4. **神经系统**　淹溺时间较短者,意识存在,但有头痛、狂躁或者惊恐等。重者因为缺氧、脑水肿而出现意识障碍,甚至昏迷,瞳孔散大及对光反射消失,肌张力增高、牙关紧闭、肌腱反射亢进,有时会出现病理反射。

5. **消化系统**　患者因吞入大量的水和空气使胃扩张、腹部膨隆、膈肌上升。有明显的口渴感,淹溺严重者普遍有呕吐症状。

6. **泌尿系统**　泌尿系统的症状表现为蛋白尿、血红蛋白尿,尿浑浊等,合并肾衰竭,可少尿、水肿。

7. **合并损伤**　此外,淹溺患者常合并有撞伤、坠击伤、骨折、脑外伤、脊髓损伤(跳水时)和空气栓塞(深水潜水时),从而出现相应的临床表现。

按照淹溺的病理生理机制,海水淹溺的临床表现包括:

1. **缺氧**　从淹溺过程看,几乎所有的淹溺者都存在缺氧,缺氧是淹溺后最主要的临床表现。有10%~15%淹溺者的缺氧是由单纯喉痉挛、窒息引起的,即干性淹溺,其余淹溺者的缺氧还与水进入呼吸道相关。常见表现有:烦躁不安、指端及口唇青紫,呼吸困难；严重者可引起海水淹溺性肺水肿和急性呼吸窘迫综合征；缺氧短时间内不纠正，可继发性引起心脏、脑、肾脏等脏器功能障碍甚至多器官功能障碍，从而出现相应的临床表现。

2. 体温降低 深部体温低于35℃为低温。当深部温度（直肠温）下降到35℃以下时，可引起机体系列的功能改变。如心血管系统先是血管收缩、血压升高和心率加快，当体温低于28℃时可出现心室颤动、心动过缓、血压下降和心搏停止；呼吸系统可出现肺高通气表现；肌肉颤抖导致氧耗量和代谢率增加，严重时颤抖停止；由于水温、年龄、身体健康状况不同，淹溺致死时间也有所区别，若超过25 min，溺死概率较大。

3. 酸碱及水、电解质平衡紊乱 因缺氧和二氧化碳潴留可引起代谢性、呼吸性或混合性酸中毒。淹溺者发生酸中毒比较常见，轻者可无明显的表现，失代偿期可表现为：呼吸加深加快，心率加快，血压下降等，严重者嗜睡、昏迷。海水淹溺可引起相应的电解质紊乱，但实际上，淹溺者存在有临床意义的电解质紊乱较少见。

4. 肺部感染 目前溺水水质一般较差，可能含有真菌、细菌、寄生虫、化学毒物等。同时气管插管气道开放及呼吸机使用，溺水患者极易发生肺部感染。呕吐后误吸可能加重肺部感染。肺部感染的临床表现包括：口、鼻充满泡沫或淤泥、杂草，咳嗽、咳痰，可咳出血痰、黏痰、泡沫痰等，胸痛（吸气或咳嗽时加重），发热。肺部可闻及干啰音、湿啰音、捻发音或鼾音。并发肺脓肿、脓胸等严重的肺部感染时临床症状可明显加重，甚至出现感染性休克。沿海城市的海滩、码头，这些水域由于靠近城市，人、畜生活污染物的排放必然影响海水的质量，故它代表的是有人畜活动海域的海水菌群情况。远离大陆的水域海水菌群因无或很少有人、畜的污染排放，定会有所不同。纬度的高低影响到海水水温，故寒带、温带和热带水域的海水菌群也会有所差别。致病微生物不同，导致感染的表现也会有所区别。

5. 消化道结构、功能异常 消化道作为机体最大的应激器官，参与机体直接和间接应激、体液交换、能量转换和免疫调节。在心肺复苏过程及淹溺过程中,淹溺者往往发生呕吐。在接受按压加人工呼吸的淹溺者中,呕吐比例高达 86%,即使是仅接受人工呼吸者,也有 2/3 的淹溺者会发生呕吐。呕吐前可有胃扩张、腹部膨隆、膈肌上升等症状。大部分淹溺者会吞咽大量海水,高渗性水分会进入肠道,影响其血流动力学。且海水淹溺作为一个强大的应激原,作用于中枢神经系统,可直接影响脑肠轴,使胃肠道神经—内分泌—胃肠激素发生改变,从而影响消化道的结构和功能。20 世纪 80 年代以来,各国学者发现,肠道可能是原因不明感染的发源地。近年来,肠道屏障功能已成为判断危重患者预后的一个重要指标,肠道细菌和内毒素移位所致肠源性感染与严重应激后发生的多脏器功能不全密切相关。而肠道结构完整性破坏必定会影响肠道免疫防御体系。

6. **心律失常**　淹溺后常见的心律失常包括:心动过缓、早搏、二联律、房室传导阻滞、心房颤动、阵发性室性心动过速,心电图 T 波抬高等。以前的观点认为,心室颤动是淹溺者濒死时的一种常见表现,但在人的淹溺事件中,发生率并不高。心律失常的类型及心肌缺血改变可能与低氧血症、酸中毒和血钾升高的程度、速度及心脏与机体本身耐受能力有关。查体可见心音较弱、心律不齐等。

7. **缺氧性脑损害**　患者淹溺后存在着不同程度的缺氧性脑损害、脑水肿,尤其是心肺复苏后的患者,神经系统的并发症较为常见,因此注意脑功能的早期保护对提高患者的生存质量显得尤为重要。缺氧性脑损害的表现包括:不同程度的意识障碍、瞳孔变化、病理反射阳性、症状性癫痫等。

8. **围营救期虚脱**　有些淹溺者被营救到岸上后可以突发虚脱(血压下降、意识障碍)和致命性的心律失常而死亡,有学者把这种现象命名为围营救期虚脱。淹溺的水温越低越容易发生此现象。围营救期虚脱是营救淹溺(尤其低温淹溺)时值得重视的问题。

9. 潜水反射　潜水反射是因面部三叉神经受刺激后引起的反射,表现为呼吸停止、外周血管收缩和心动过缓,通常儿童易发。冷水和淹溺者的焦虑可加重潜水反射。潜水反射对机体有防御作用,首先保证重要脏器的血供和减少氧耗。潜水反射和低温相互作用,可使淹溺者处于低氧耗和低代谢状态。

10. 急性肾功能不全　低氧血症还可进一步造成肾功能损害,先前人们认为主要是由于游离血红蛋白损害肾小管所致。症状表现为蛋白尿、血红蛋白尿,尿液浑浊等,合并肾衰竭,可少尿、水肿。

第三节　实验室检查

一、血常规

血常规的检查通常提示外周血白细胞轻度增高,当合并感染时,4~6 h后白细胞明显增高至(10~20)×10⁹/L,最高能达到30×10⁹/L左右。首次测定的红细胞和血红蛋白多为正常。当吸入海水较多时,会出现短暂的血液浓缩。低氧血症和酸中毒本身也可抑制血小板聚集,导致血小板数量下降,功能降低。

二、血生化

当吸入海水时,海水中的钠、氯、钙、镁等主要离子进入血液,引起高钠、高氯、高钙、高镁血症。幸存者在一段时间或经治疗后可恢复正常血容量和电解质浓度。淹溺者一般不会出现严重的电解质平衡失常,除非胃内吞入大量海水。在部分病例中,由于大量海水对胃的刺激引发频繁呕吐,丢失大量盐酸,引起严重的低氯血症。部分病例由于严重缺氧及酸中毒的存在会引起严重的溶血及急性肾衰竭,导致出现高钾血症。部分患者会出现应激性血糖增高。

三、凝血功能

部分病例由于严重缺氧及酸中毒的存在会引起弥散性血管内凝血的实验室表现,包括纤维蛋白降解产物(FDP)明显减少、凝血酶原时间(PT)明显延长、凝血时间延长、血浆鱼精蛋白副凝固试验(简称3P试验)阳性和血凝块溶解时间缩短等。

四、动脉血气分析

在海水灌入后,由于通气功能的严重障碍,绝大部分病例会出现严重的血氧分压(PaO_2)和氧饱和度(SaO_2)下降,通气/血流比例(V_A/Q)失调,出现严重的低氧血症及代谢性酸中毒。在酸碱平衡方面,pH、AE 和 BE 明显减低。随着病情的发展,呼吸频率增快,一旦气道阻碍被解除,体内二氧化碳排出增多,可出现低碳酸血症,但因肺泡-毛细血管膜损害等基本病变仍存在,会引起严重的进行性低氧血症,因而表现为代谢性酸中毒合并呼吸性碱中毒。在部分病例中,由于大量海水对胃的刺激引发频繁呕吐,丢失大量盐酸,引起严重的低氯血症,从而表现出代谢性酸中毒、呼吸性酸中毒和代谢性碱中毒合并存在的三重型酸碱紊乱。而在这些复杂的变化中,代谢性酸中毒始终贯穿全过程,是影响疾病发生发展的主要因素。

五、尿常规

短期内可有蛋白尿和管型尿,在出现溶血及急性肾衰竭后,尿常规检查可见游离血红蛋白和尿钾升高。

六、心电图检查

(一)心电图异常表现

研究表明90%以上的海水淹溺患者均会出现心电图异常,常见表现为窦性心动过速、非特异性 ST 段和 T 波改变,这些通常在数小时内恢复正常。而出现室性心律失常、完全性房室传到阻滞则提示病情严重。

（二）心电图异常表现的原因

出现心电图异常的原因可能有以下几点：

1.海水淹溺后，海水的直接阻断及肺水肿引起急性通气及换气功能障碍，PaO_2 及 SaO_2 明显降低，机体出现低氧血症。血氧分压降低，颈动脉体及主动脉体化学感受器兴奋，从而引起交感神经兴奋，通过神经、体液调节肾上腺分泌肾上腺素增多；中枢神经缺氧，通过增强交感神经活动，兴奋心脏肾上腺素能受体，从而引起心动过速。

2.ST-T 缺血性改变与低氧血症有密切关系，低氧血症导致交感神经兴奋，使心肌收缩力增强，心肌耗氧量增加，虽经代偿仍不能保证心肌的血氧供给，心肌可出现功能紊乱甚至变性坏死。

3.海水渗透压较高，大量体液进入肺泡，血液浓缩及代谢性酸中毒导致血钾升高。低氧血症、酸中毒和高钾血症导致心肌自律性、传导性及兴奋性、收缩性障碍，从而出现各种心律失常及心肌缺血改变。心律失常的类型及心肌缺血改变可能与低氧血症、酸中毒和血钾升高的程度、速度及心脏与机体本身耐受能力有关。

海水淹溺患者经治疗后，随着肺水肿消失，血气分析及电解质恢复正常，大部分病例的心电图改变会恢复正常。这也进一步证实，海水淹溺患者心电图异常改变与低氧血症、酸中毒及电解质紊乱密切相关。

七、影像学检查

（一）X 线表现

"干性"淹溺时，患者初始胸片无异常发现，这种病例在10%~20%之间。但在随后的24~48 h 内，部分患者的胸片可以出现一定程度分布得棉絮状阴影。这可能与缺氧引起的肺损伤有关。因此对首次摄胸片无异常改变者不能完全排除淹溺肺存在的可能性,尤其对临床症状较为明显而肺内阴性者尤需注意。

"湿性"淹溺时,X线片可以出现不同范围及从肺纹理改变及肺野透亮度改变、毛玻璃样阴影、斑片状阴影到肺内实变影等不同程度的影像学变化。

早期的肺水肿和急性吸入性肺炎形态相似,在X线上均可表现为两肺广泛性肺纹理增粗,由肺门向周围肺野内放射状分布,肺内有密度较淡的斑片状、云絮状模糊阴影,可融合成结节状,病变较对称地分布于两侧肺野的中内带,肺门区密度较深,向外逐渐变淡,呈蝶翼征。有时可见到病变局限于一侧肺野内或一侧重一侧轻,可能与患者的体位有关。肺水肿的X线表现是非特异性的,心影正常和结合病史,不难与心源性肺水肿、肾源性肺水肿相鉴别。

肺内的斑片状阴影及肺水肿征象,在一段时间可能出现吸收好转或发展恶化,这是因为经过适当的治疗,急性吸入性肺炎随着肺水肿的吸收,可于短期内迅速消退,一般不超过3 d。但如在3 d内复查时,肺内病变有所增多,则提示合并感染,而海水淹溺患者合并肺部感染是常见的。局灶性肺水肿和感染性肺炎X线形态上极难区分,局灶性肺水肿吸收较快,而感染性肺炎则1~2周后才可吸收。

在海水淹溺肺的X线表现还可出现气道异物征象、气道梗阻征象,这与水中异物及气道痉挛有关。

(二)多层螺旋CT表现

比照X线片,CT能更好地显示肺内病变的分布范围及严重程度。溺水肺的首次CT表现呈多样化变化。典型表现有弥散性絮状影,双肺对称或不对称分布小片状影,病变多集中于肺门周围,而肺的外围部分包括肺尖、肺底及外带肺野较轻,其中肺纹理增粗、增多,并伴有不同程度肺气肿,部分伴有段性肺不张或异物沉积。对淹溺致死的螺旋CT检查,还显示了其他一些特征:气管及支气管腔内见泡沫性液体、高密度沉淀物或液气平面;胃及十二指肠扩张、积液;乳突气房积液、鼻旁窦积液等等(图 4-1 ~ 4-3)。

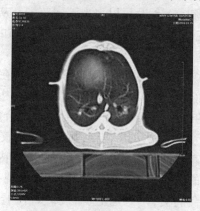

图 4-1　正常兔肺 CT

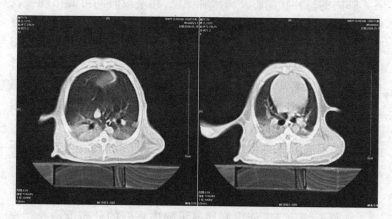

图 4-2　2 ~ 3 ml/kg 海水灌注组兔肺部 HRCT 影像学

溺水肺的一个特点是肺部体征与影像学表现可不同步,因此对于临床表现异常而影像学表现阴性者需要动态观察。

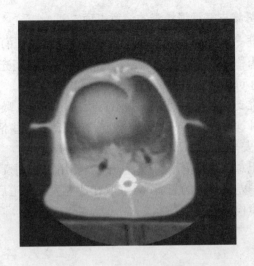

图 4-3　海水淹溺兔肺部 CT

八、纤维支气管镜检查

(一)纤维支气管镜检查的作用及表现

纤维支气管镜在呼吸及其他领域应用越来越广泛,对呼吸系统疾病的诊断、鉴别诊断、某些疾病的治疗及一些重危患者抢救都起了很重要作用。在海水淹溺患者的诊断及治疗中,纤维支气管镜也可起到相应作用。

在海水淹溺早期进行纤维支气管镜检查,随溺水量及环境的不同,镜下表现可有未见明显异常、少至多量的细小泡沫样液体或水样液体、少许异物等不同表现,气道壁可出现充血、水肿等炎症刺激症状。经过一段时间的病程演变及救治,镜下表现主要以轻重不同程度的感染为主,严重时可以出现急性肺水肿:气道内可见大量泡沫,有时可为血性,各级气道壁可见炎性充血及水肿。

（二）纤维支气管镜检查的注意事项

1. 纤维支气管镜检查并不是海水淹溺患者诊断的必要手段，切不可因为检查耽误了患者的诊疗过程，只有在时间充裕、患者病情稳定时才可以考虑进行纤维支气管镜检查。

2. 纤维支气管镜检查有一些不良反应，如呕吐、喉痉挛、引发急性肺水肿、心律失常或心搏骤停，检查前应将这些情况充分考虑，在确保安全的前提下权衡是否进行该检查。

3. 对于意识状况清晰的患者应适当使用镇静剂及阿托品，对于意识状态差及昏迷的患者，应争取在建立人工气道后再进行纤维支气管镜检查。

（王晓光　李　毅）

>> 第五章　**海水淹溺的诊断**

第一节　海水淹溺的诊断

一、诊断根据

1. 溺水史　通过患者所处环境、地域及对目击者的调查不难判明。

2. 临床症状　淹溺患者表现意识丧失、呼吸停止及大动脉消失者，处于临床死亡状态。近乎淹溺患者临床表现个体差异较大，这与淹溺持续时间长短，吸入水量多少，吸入水的成分性质及各个器官损害范围和程度有关。

（1）症状：近乎淹溺者可有头痛或视觉障碍、剧烈咳嗽、胸痛、呼吸困难、咳粉红色泡沫样痰。溺入海水者口渴感明显，最初数小时可有寒战、发热。溺水时间长者出现意识模糊或昏迷等神经系统症状。

（2）体征：一般有皮肤发绀，颜面肿胀，球结膜充血，颜面、口唇轻到重度发绀，口鼻充满泡沫或泥污。常出现精神状态改变如淡漠或烦躁不安，严重者可抽搐、昏睡、昏迷和肌张力增加。呼吸表浅、急促或停止。双肺可闻及弥散性干湿啰音，偶尔有喘鸣音，严重时可出现呼吸停止。四肢冰凉，脉搏常扪不到，心律失常，心音微弱或消失。有时胃内因积水而出现急性胃扩张，腹部膨隆。有时可发现头、颈部损伤。

二、淹溺严重程度的诊断

中国人民解放据总后勤部卫生部于1987年出版的《临床疾病诊断依据及治愈好转标准》中,根据溺水量的多寡及持续时间长短将淹溺分为三类:

1. 轻度溺水　刚落水片刻,人体将被淹溺时,患者可吸入或吞入少量的海水,有反射性呼吸暂停、意识清楚、血压升高和心率增快。

2. 中度溺水　溺水后1~2分钟,海水可经呼吸道、食管进入体内,由于反射存在,引起剧烈呛咳及呕吐,这些咳出物及呕吐物再次被吸入,加重呼吸道阻塞而发生窒息。有的发生反射性喉痉挛。患者意识模糊,呼吸不规则或表浅,血压开始下降,心脏减慢,反射减弱。

3. 重度溺水　溺水后3~4分钟,由于窒息,患者脸部青紫,肿胀,双眼充血,口腔、鼻腔和气管内充满血性泡沫,肢体冰冷,意识昏迷,可有抽搐。双肺有弥散性湿啰音,心音较弱或心律不齐,胃内充满积水可致胃扩张者,可见上腹膨隆。严重窒息者,因缺氧、酸中毒可诱发心室颤动,心音消失。因而呼吸停止,心脏停搏,瞳孔散大,为临床死亡期。从淹溺至临床死亡一般为5~6分钟。

而国外学者Szpilman等根据淹溺患者的情况及死亡率的不同对淹溺程度进行了分级:1级,仅有咳嗽症状,肺部听诊正常;2级,肺部听诊有局部湿啰音;3级,出现急性肺水肿但不伴低血压;4级,急性肺水肿伴低血压;5级,窒息但无心搏骤停;6级,心搏呼吸停止。其中1级淹溺患者不需要进行氧疗或辅助通气,2~6级患者需要住院治疗,3级淹溺患者需要机械通气支持,4~6级患者需要有创插管及机械通气支持。

许多学者一直努力探求淹溺的评分和分类标准,以及预测淹溺患者不良预后的因素,目前仍然没有关于这方面的一致意见。目前研究表明,与淹溺患者不良预后有关系的因素包括:淹溺持续

时间 >5 min,患者体温正常或者高于外界温度,现场救治时间延迟,深昏迷(GCS <4),初测血 pH <7.0,以及血糖 >10 mmol/L等。

三、海水淹溺的并发症

海水淹溺可以引起很多并发症,有的很严重,常为致死原因。现将全身各系统可能出现的疾病列举出来,便于诊断及防治。

呼吸系统:肺部感染、气胸、胸腔积液、淹溺性肺水肿、ALI、ARDS。

神经系统:缺血缺氧性脑病、脑水肿及高压、颅内感染、颅脑外伤。

循环系统:心动过速、心律失常、心肌缺血、心肌梗死、心搏停止、弥散性血管内凝血、电解质紊乱及酸碱失衡。

泌尿系统:肌球蛋白和(或)血红蛋白尿症,肾衰竭。

消化系统:急性胃扩张、胃肠道感染、肠易激综合征。

运动系统:横纹肌溶解。

全身系统性疾病:SIRS、MODS。

第二节　海水淹溺后急性肺损伤/
急性呼吸窘迫综合征

急性肺损伤/急性呼吸窘迫综合征(ALI/ARDS)是指在感染、创伤、休克等心源性以外的疾病过程中,肺毛细血管内皮细胞和肺泡上皮细胞损伤而造成弥散性肺间质及肺泡水肿,导致的急性、进行性缺氧性呼吸功能不全或衰竭。以肺容量减少、肺顺应性降低、严重的通气/血流比例失调为病理生理特征,临床表现为进行性低氧血症和呼吸衰竭,影像学表现为非均一的渗出性病变。ALI 和ARDS 具有性质相同的病理生理改变,严重的 ALI 或 ALI 的最终严重阶段被定义为 ARDS。

在 1994 年欧美的 ARDS 会议上就 ARDS 定义达成了共识,认为 ARDS 的诊断应符合以下要求:①动脉血氧分压/吸入氧气浓度(PaO_2/FiO_2)≤200,不管有无呼气末正压(PEEP)以及 PEEP 水平;②胸片表现为双侧肺浸润,可与肺水肿共同存在;③临床上无充血性心衰,证据为应用肺动脉导管测定肺动脉楔压≤18 mmHg(1 mmHg = 0.133 kPa)。中华医学会呼吸病分会提出的急性肺损伤/急性呼吸窘迫综合征的诊断标准(草案)为在此基础上加上:①有发病的高危因素,直接肺损伤因素如淹溺、严重肺部感染、胃内容物吸入、肺挫伤、吸入有毒气体及氧中毒等,间接肺损伤因素如脓毒症、严重的非胸部创伤、重症胰腺炎、大量输血、体外循环、DIC 等;②急性起病:呼吸频数和(或)呼吸窘迫;③低氧血症:ALI 时 PaO_2/FiO_2≤300 mmHg(40 kPa),ARDS 时 PaO_2/FiO_2≤200 mmHg(26.67 kPa)。

这些诊断标准对指导临床工作发挥了重要作用。海水淹溺后急性肺损伤/急性呼吸窘迫综合征(seawater drowning induced acute lung injury/acute respiratory distress syndrome, SWD-ALI/ARDS)也采用了上述标准。

但是,由于淹溺后海水的直接灌入可明显篡改上述的影像学变化或因与上述表现重叠而影响诊断。为此,如果能作出精确的诊断和鉴别诊断对临床上提高抢救成功率具有重要意义。目前可参考鉴别高通透性和高压性肺水肿的方法,分别测定肺水肿液体和血浆中蛋白。若肺内影像主要为海水灌入时,由于微血管屏障功能完整,水肿液蛋白/血浆蛋白比值通常<0.6。而在发生 ALI/ALDS 时,由于微血管屏障功能受损不能有效地限制血浆蛋白流到血管外,所以水肿液蛋白/血浆蛋白比值通常>0.7。

一、全身炎症反应综合征

是由各种严重损伤(包括创伤、感染等)引起全身广泛性炎症反应的一种临床过程。在临床上,SIRS 包括两种情况:一是由细菌感染引发的 SIRS,确切地讲应称之为全身性感染;二是由非感染性病因,例如多发性创伤、组织损伤、烧伤、低血容量性休克、急性胰腺炎和药物热等引起的 SIRS。不论是感染或非感染均可引发 SIRS,虽然两种不同病因引发的 SIRS 在治疗上有所不同,但是两者共同的基础是全身炎症反应。1991 年美国胸科医师学会和急救医学会提出了 SIRS 的概念,凡符合下列 2 项或 2 项以上表现者即可诊断为 SIRS:①体温 > 38℃ 或 < 36℃;②心率 > 90/min;③呼吸 > 20 次/min 或 $PaCO_2$ < 4.3 kPa;④白细胞总数 > 12×10^9/L 或 < 4×10^9/L,或中性杆状核细胞 > 10%。多器官功能障碍综合征(multiple organ dysfunction syndrome,MODS)是指机体遭受严重感染、创伤、烧伤等重大损害 24 h 后顺序出现的两个或两个以上器官功能不全,并达到各自器官功能障碍的标准。

淹溺后 ALI、ARDS、SIRS 和 MODS 之间的关系。SIRS、ALI 和 ARDS 等均不是孤立、相互分割的疾病,而是淹溺引起的全身炎症瀑布反应发展过程中的不同阶段,全身炎症反应贯穿始终。我们应从淹溺损伤→SIRS→全身炎症反应失控→器官功能障碍→MODS 这一动态过程来看 ALI 和 ARDS。肺脏是这一连贯的病理过程中最易受损伤的靶器官,MODS 是这一病理过程的严重后果,ALI 或 ARDS 不过是 MODS 在肺部表现。临床证实,多数 ARDS 患者不同程度合并有肺外器官功能障碍。在 MODS 发生发展过程中,ALI 出现最早,发生率也最高。因此,对 ALI、ARDS 的理解不能局限于肺脏本身的病变,而应认识到 SIRS 是 ALI、ARDS 和 MODS 的共同发病基础,ALI 仅是 MODS 重要组成部分,其早期阶段为 ALI,重度 ALI 是 ARDS,ARDS 晚期多诱发或合并 MODS。这对指导今后淹溺后的临床防治具有重要意义。

二、海水淹溺后肺部感染的细菌学诊断

海洋中(尤其是近海)中无疑存在大量细菌,还会随淹溺后必然继发肺部感染,了解周边海域细菌分布情况,将为海水淹溺后肺部感染的治疗提供指导性意见。

▶▶ 海水淹溺

海洋中细菌分布情况受温度、人类活动、地域等多种因素影响。通过对我国沿海区域的调查研究,海洋中的细菌以溶弧科细菌、肠杆菌细菌、假单胞菌科细菌为主,在不同海域中均占到了分离菌株的95%以上。其中溶弧科细菌均占据绝对优势,均达到了分离菌株的55%以上。在沿海城市海滩、码头等靠近人类活动的区域,肠杆菌细菌、假单胞菌科细菌比例较高,溶弧科细菌相对偏低。在近海、岛礁及远海等区域,随人类活动的减少,溶弧科细菌比例增高,而肠杆菌细菌、假单胞菌科细菌比例逐渐减少。其余少见菌属还包括气单胞菌属、革兰阳性球菌及厌氧菌等。

在不同海域中海水所含菌量也相差较大(表5-1)。从各区海水菌量比较中可以看到,自海岸线由近至远菌量呈明显梯级下降。通过对一些重点区域的调查,我们对不同海域中海水所含菌量也有一个大概的了解。海水中细菌的含菌量与溺水后发生肺部感染的概率必然显著相关。

表5-1　不同海域海水中细菌含量

地　　　域	细菌含量(cfu/ml)
东南沿海码头及港口	$4.5 \sim 12.8 \times 10^5$
东南沿海近海	$1.3 \sim 4.6 \times 10^2$
西沙岛礁附近	$2.8 \sim 6.8 \times 10^2$
西沙海域	$1.0 \sim 2.8 \times 10^2$

对淹溺后的患者,除通过临床表现及实验室检查、影像学检查判断是否存在肺部感染外,尚需对肺部感染进行细菌学诊断。流行病学是重要手段,在有条件的情况下,可以于溺水地取水样或对吸入的液体进行细菌培养。入院后实验室的细菌学培养也必不可少。意识清楚的患者可以通过连续3次的痰培养查找致病菌。对于意识不清或者进行气管插管、气道切开的患者,通过集痰器或气

管镜留取痰标本进行细菌培养是更可靠的方法。

　　对于重症溺水,并且长期使用呼吸机及糖皮质激素的患者,在已采取足量抗生素治疗后仍出现不明原因高热、肺部影像学检查出现不吸收的反射状渗出影或结节影、痰液呈拉丝状,要高度警惕真菌感染的可能。肺部真菌感染的潜伏期一般在 7 d 左右,一般以白念珠菌、隐球菌和曲霉菌较多见。

（冯华松　李　毅）

>> 第六章　海水淹溺的治疗

第一节　基本治疗

海水淹溺治疗历来是航海医学研究的重要课题之一,近年来随着对海水淹溺病理生理研究的不断深入和救治措施的不断完善,但淹溺者预后变数仍很大,病死率然较高。尤其无意识淹溺者,在急诊室很难判断最后的结局,从完全恢复到严重神经系统缺陷或死亡均有可能。切实提高海水淹溺者治疗效果仍然需要基础科学家、各级医护以及各类急救人员的不懈努力。目前认为淹溺时有无目击者、淹没时间长短、淹溺介质成分和温度、获救时淹溺者是否发绀、意识状态以及意识恢复时间、运送医院是否及时、入院前是否进行过 CPR 等均是影响治疗效果的重要因素,其中旁观者进行的早期有效的心肺复苏(cardiopulmonary resuscitation, CPR)是影响预后的主要因素。快速有效的现场急救是治疗成败的关键所在,科学有效的救治体系、健全畅通的急救医疗网络是提高救治成功率的有力保障。

一、院前急救

抢救淹溺者应争分夺秒,救治要点是实施有效的和充分的呼吸管理,从院前急救到医院内进一步救治要保持系统性、连续性。这就需要医疗救护人员训练有素、经验丰富、具有多学科背景。

(一)现场救护

尽快将溺水者从水中救出,减少在海水中浸泡的时间,打捞时动作要尽量平稳,防止血压大幅度降低。建议淹溺者被倒立捞出水面,在理论上因重力的作用更能增加回心血量,且同时有可能倒出部分呼吸道内的水,又可避免误吸的发生。捞出水面后可采用头向一侧倾斜的脚高头低位,这样有利于下肢血液的回流,又有利于气道内水和呕吐物排出。打捞出水面后,迅速清除口鼻腔中海水、污物、分泌物及其他异物,保持呼吸道通畅。吸入海水者,应尽快采取头低俯卧位,拍打背部行体位引流。对于昏迷和呼吸停止患者应进行口对口人工呼吸和供氧,在转运过程中,不应停止心肺复苏。

海上急救容易受海浪影响,后送过程中应尽量采取合适体位,以减少搬运中的再损伤。途中随时吸痰,保持呼吸道通畅。应用5%葡萄糖或低分子右旋糖酐建立静脉通道,或及时补给血浆、血浆代用品,但不能用生理盐水补充体液。淹溺者清醒后往往有巨大的恐惧感,情绪激动、烦躁不安,医护人员要及时进行心理安慰和疏导。

(二)心、肺复苏

淹溺者如存在意识完全丧失伴大动脉搏动消失,应立即给予基础心、肺复苏。应注意低温可干扰淹溺者颈动脉搏动的检测。如无确切证据支持心搏停止,不宜进行胸外按压,不必要的胸外按压可造成心搏存在者心室颤动。由于参与淹溺现场抢救的多是非医护人员,建议非医护人员省去清除异物的复杂程序,而应专注于人工呼吸和胸外按压,有效的胸外按压产生的压力,也有可能把异物排出。同时还建议非医护人员只需检查患者的生命情况(如有无咳嗽、意识或躯体动作),而不应停止人工呼吸和胸外按压去检查动脉搏动。在不延缓实施基础心、肺复苏的同时,设法(呼喊或应用现代的通讯设备)通知急诊救护系统,施行高级的复苏术。具体的措施包括:①除颤和复律;②气管插管;③建立血管通道。急救系统的医护人员赶到现场,首先应给予淹溺者吸氧。尽早除颤复律是心脏复苏的关键,除颤应在气管插管和建立血管通道前,但低温可导致心肌对除颤的敏感度下降。根据病情给予肾上腺素、血管加压素等复苏药物以及抗心律失常药物的使用。

二、氧疗

海水直接和间接作用导致肺损伤,引起低氧血症、代谢性酸中毒,是导致海水淹溺型 ALI/ARDS 的主要因素,也是损伤进一步加重的重要因素。因此,及时纠正低氧血症和酸中毒是救治成功的关键。吸氧可以改善海水淹溺患者低氧血症,使动脉血氧分压达到 60~80 mmHg。根据低氧血症改善的程度和治疗反应调整氧疗方式,首先使用鼻导管,当需要较高的吸氧浓度时,可采用高流量面罩吸氧或带贮氧袋的面罩(提高 FiO_2 达 70% 以上),有利于扩张肺泡,减少毛细血管内液体向肺泡腔渗出,从而减轻继发性肺水肿的进一步发展,是治疗的常规措施。严重患者出现 ALI/ARDS,严重低氧血症单靠常规氧疗常常难以奏效,一旦诊断明确,机械通气仍然是最主要的呼吸支持手段。高压氧(hyperbaric oxygen,HBO)治疗能迅速提高血氧分压和血液内物理溶解的氧量,增大氧弥散半径,增加全身各组织供氧,使组织、细胞的有氧代谢增强,无氧酵解减弱,酸性代谢产物减少,细胞内外离子紊乱得到纠正,细胞内外水肿减轻,从而有效控制低氧血症和代谢性酸中毒。此外,HBO 还有减慢呼吸频率的作用,能更加稳定生命体征。

三、复温

淹溺患者在低温海水中浸泡时间过长,会出现体温过低。低温对酶活性、凝血功能、免疫力等生物功能造成的损害在现场急救时可能不会成为关注的重点,在住院过程中若不及时纠正会促进严重并发症的发生。严重低温会使 CPR 和机械通气更加困难。极度低温患者心律失常引发的室颤不可能转复为窦性。当深部体温(肛温)降至 35℃ 以下时,即为体温过低,34℃ 可作为低温安全限度的临界治疗,体温低于 32℃ 时有生命危险。

对体温过低者应行复温治疗,将伤员移至温暖环境,轻度体温过低者用棉被、毛毯等保温,防止体热继续丧失,中度体温过低者用电热毯、湿热毛巾等对躯干、腹股沟、腋下等部位体表加温,重度体温过低可通过腹膜透析、温林格液灌肠、体外循环等措施复温。但也有学者认为自然复温较好,以利于低温减少脑组织耗氧量。一般认为患者核心体温应逐渐恢复到34℃以上,但绝不能超过37℃,复温速度不能过快,最大速度 1~2℃/h。当然最有效的复温方式和最适宜的复温速度仍有待进一步研究。

四、预防和早期治疗肺部感染

海洋中(尤其是近海)中存在大量细菌,海水中细菌的含菌量与溺水后发生肺部感染的概率必然显著相关。海洋中的细菌以溶弧科细菌、肠杆菌细菌、假单胞菌科细菌为主。在沿海城市海滩、码头等靠近人类活动的区域,肠杆菌细菌、假单胞菌科细菌比例较高,溶弧科细菌相对偏低。在近海、岛礁及远海等区域,溶弧菌科细菌比例增高,而肠杆菌细菌、假单胞菌科细菌比例逐渐减少。因此对于海水淹溺的患者,尽早使用针对病原菌的广谱抗生素如头孢类抗生素、喹诺酮类,特别是针对海洋弧菌的左氧氟沙星、环丙沙星或庆大霉素等。

对淹溺后的重症患者尚需重视细菌学诊断,意识清楚的患者可以通过连续 3 次的痰培养查找致病菌。对于意识不清或者进行气管插管、气道切开的患者,通过集痰器或气管镜留取痰标本进行细菌培养是更可靠的方法。对于重症溺水,并且长期使用呼吸机及糖皮质激素的患者,在已采取足量抗生素治疗后仍出现不明原因高热、肺部影像学检查出现不吸收的反射状渗出影或结节影、痰液呈拉丝状,要高度警惕真菌感染的可能。肺部真菌感染的潜伏期一般在 7 d 左右,一般以白念珠菌、隐球菌和曲霉菌较多见。

五、维持水电解质酸碱平衡

维持水电解质酸碱平衡对于保证合适的血容量、血流动力学稳定以及重要脏器的灌注非常重要。肺泡及肺间质水肿是海水淹溺的主要病理生理改变,减轻和消除肺水肿是治疗海水淹溺的关键环节,包括限制液体入量并使用利尿剂。但由于海水淹溺常伴有血容量不足,临床表现为血液浓缩、动脉压降低、尿量减少。输液量不足使机体长期处于低血压状态,不利于组织血流灌注,因此对于血容量不足的患者还应适当扩容,所用液体种类可以根据电解质情况,选择生理盐水、林格液或其他低钠溶液。使用 Swan-Ganz 导管监测有助于危重患者液体入量的控制。海水淹溺的电解质紊乱表现为血浆钠、氯、钙、镁、钾浓度增高。酸碱失衡主要是代谢性酸中毒,代谢性酸中毒的存在不仅会使其他治疗措施难以奏效,而其会导致病情不断恶化。连续性血液滤过可以去除血液循环中的体液介质、维持水电解质平衡,对于严重的水电解质紊乱患者可以使用连续性血液滤过。

六、处理并发症

评估是否存在与淹溺相关的损伤并给予相应的处理。淹溺相关损伤最常见的是头部损伤、颈椎的骨折和脱臼,也可发生腹部、胸部和脊髓的损伤。必要时请相关专科医师会诊,以免漏诊。如有可能也应注意引起淹溺的原因,淹溺前是否存在心律失常、脑血管意外、癫痫、晕厥和外伤等情况。

对合并惊厥、脑水肿、低血压、心律失常、应激性溃疡伴出血者进行相应处理。当患者出现阵发性抽搐时,不仅增加耗氧量,更重要的是由于强直-抽搐性发作可影响复苏过程中呼吸功能的恢复,加重中枢神经系统的缺氧损害。此时可静注地西泮、肌注苯巴比妥钠等。有颅内压升高者,应用呼吸机增加通气,使 $PaCO_2$ 保持在 25~30 mmHg。同时,静脉输注甘露醇降低颅内压,缓解脑水肿。糖皮质激素亦可防治脑水肿。急性肾衰竭可以是由低血容量和缺氧导致,也可由后期并发横纹肌溶解引起。临床医师对这些并发症应有所认识和警觉,早期处理。

七、加强营养支持

海水淹溺患者往往处于高代谢状态,为患者提供足够的热量、蛋白质和脂肪十分重要。营养摄入不足可导致组织修复不良、免疫功能低下、多器官功能衰竭。静脉营养可引起感染和血栓等并发症,应提倡全胃肠营养,不仅可以避免静脉营养的不足,而且可以保护胃肠黏膜,防止肠道菌群失调。

第二节 药物治疗

海水淹溺导致的肺损伤是海上落水人员死亡的主要原因,其发病机制及病理生理变化十分复杂,如不给予及时有效的救治,将很快发展为海水淹溺型急性呼吸窘迫综合征(SWD-ARDS);死亡率平均为64.11%。及时、有效、合理的救治是降低 ALI-SWD 死亡率的关键。机械通气在该病救治中的作用现已经得到公认,而同样大量的研究也证实早期、合理的药物治疗能在一定程度上阻断或缓解该病的进展,是提高 ALI-SWD 救治率不可或缺的手段。因此目前临床上对该急症确立了以机械通气为基石结合药物的综合治疗原则。

原则上药物治疗是基于 ALI-SWD 的发病机制,通过干预和阻断其发病的某些环节等达到治疗目的。一般认为:有效药物应具备下列特性:①改善通气、换气功能及减轻通气/血流比例失调增加氧合;②提高肺内液体的清除功能;③干预和阻断炎症反应;④改善和修复损伤后肺毛细血管通透性等。本章就 ALI-SWD 的药物治疗及进展做一介绍。

一、维持有效血容量及酸碱、水、电解质平衡

ALI-SWD 可伴有严重的血液浓缩,有效循环血量不足,同时存在以高钠、高钾、高氯为表现的电解质紊乱和代谢性酸中毒,适量补充低钠溶液及快速给予血浆、血浆代用品等胶体溶液可起到纠正水、电解质紊乱,血容量不足和改善肺泡毛细血管渗透平衡紊乱的作用,缓解肺水肿和循环衰竭,减轻低氧血症和酸中毒。文献显示:在治疗 ALI-SWD 时常规治疗的基础上加用 706 代血浆,可使常规用药用量减少,呼吸、心率和血氧饱和度改善加快,肺部湿啰音、胸部 X 线片阴影消失时间和病程缩短,明显提高治愈率。

二、黄嘌呤类药物

氨茶碱作为支气管扩张剂目前仍是常用药物之一。传统认为茶碱是通过抑制磷酸二酯酶,减少 c-AMP 的水解而起作用。但现越来越多的证据表明其不仅能解除支气管痉挛改善通气,而且还具有抗炎和免疫调节作用,能在 ALI-SWD 的早期救治中发挥着重要作用。推荐使用方法为:氨茶碱 0.25 g,加入 25% 葡萄糖液 40~60 ml 内缓慢静脉注射,15~20 min 注射完。继之用 0.5 g,加入 5% 葡萄糖液 500 ml 中静脉滴注。至于口服氨茶碱,由于 2~3 h 后才发挥最大作用,疗效也不如静脉滴注,故不适用于 ALI-SWD 的治疗。

三、糖皮质激素

糖皮质激素是目前最强的抗炎药物之一,研究表明其在 ALI-SWD 发病机制的多个环节发挥有益作用:①通过干扰转录因子活化蛋白 AP-1 和 NF-κB 的作用,间接抑制肺组织炎性因 TNF-α、IL-1β、趋化因子 IL-8 及黏附分子等的表达,减少 PMN 在肺内的活化及聚集,减轻炎症反应;②稳定细胞膜和溶酶体膜,降低补体活性,抑制磷脂酶 A_2、环氧化酶,阻止前列腺素(PG)及血栓素 A_2

(TXA_2)的生成和血小板活化因子(PAF)的产生减轻肺损伤;③可有效抑制体内自由基的生成,对脂质过氧化反应具有剿灭作用;④降低血管通透性,减少肺间质水肿和透明膜形成所致的弥散障碍而改善换气功能;⑤刺激肺泡Ⅱ型上皮细胞(AT-Ⅱ)产生表面活性物质降低肺表面张力;⑥促进肺组织中钠离子通道 $α$ 亚单位 mRNA、Na^+-K^+-ATP 酶 $α_1$ 亚单位蛋白表达和上调 Na^+-K^+-ATP 酶活性而加速肺泡内液体的清除,减轻肺组织水肿、渗出;⑦增强心肌收缩力,降低外周血管阻力;⑧抑制成纤维细胞的增殖并且通过加速成纤维细胞胶原 mRNA 的降解以减少胶原沉积,病变后期发挥抗纤维化作用;⑨改善及缓解海水刺激导致的支气管痉挛,提高胸肺静、动态顺应性纠正缺氧等。目前糖皮质激素联合机械通气在治疗 ALI-SWD 中取得了较好的疗效。在一定程度上改善了预后,提高了救治率。

虽然糖皮质激素在 ALI-SWD 治疗中的使用越来越被认可,但在临床使用上尚存在一些争议。①用药的合理性:部分学者认为 ALI-SWD 除肺损伤外多存在直接和间接的肺部感染,该药可导致免疫系统的过度抑制,因此使用该药存在导致或增加致命性感染的可能。但 van Berkel 回顾性研究了 125 例淹溺型肺水肿患者的治疗资料后发现:糖皮质激素在发挥治疗作用时并不增加淹溺者的肺部感染机会。②使用时机的选择:糖皮质激素治疗 ALI-SWD 最佳使用时机的选择现尚无系统的研究,多参照 ALI/ARDS 的治疗经验。近些年来在 ALI/ARDS 纤维增殖期的治疗中使用糖皮质激素已达共识,认为其能抑制纤维原细胞生长和胶原质沉积,有效降低肺纤维化形成,从而改善预后。越来越多的研究发现,在 ALI/ARDS 早期预防性给予糖皮质激素可降低 ALI/ARDS 的病死率。在对 ALI-SWD 运用糖皮质激素治疗的动物实验及小样本临床研究多建立在早期运用上,并取得了一定近期疗效,但远期效果及预后尚无资料。③使用剂量的选择:研究发现,激素用量不同,发挥的作用也存在极大差异。激素最佳治疗剂量的选择一直是

ALI-SWD 治疗中的焦点。近期在多个采用不同剂量激素治疗 ALI-SWD 的研究中发现:小剂量激素治疗后肺微血管通透指数、肺损伤病理积分小于大、中剂量组,而且改善低氧血症、肺组织 Na^+-K^+-ATP 酶和水通道蛋白-1 的表达均优于大、中剂量组,同时不良反应明显减少。综合文献报道,目前大多认为 $0.2 \sim 0.5$ mg/kg 的地塞米松可能是一个较为合适的激素使用量。

SWD-ALI 治疗中运用激素可以有效改善低氧血症和代谢紊乱,减轻肺水肿和毛细血管通透性,并能减轻全身炎症反应,进而部分阻断由系统性炎症反应级联效应导致的恶性循环,防止肺组织及全身脏器的继发性损害,其中以小剂量激素更为安全有效。由于激素的作用机制是多方面的,其确切机制有待进一步研究阐明。

四、肺表面活性物质

肺表面活性物质(pulmonary surfactant,PS)是一种脂质、蛋白质和糖类组成的混合物,主要由肺泡Ⅱ型上皮细胞合成并分泌入肺泡腔,其对维持正常的呼吸生理功能具有重要作用:①调节肺泡的表面张力,维持肺泡结构相对稳定,防止其萎缩或过度扩张,维持肺顺应性,减少呼吸做功;②维持肺泡-毛细血管间液体平衡,防止肺水肿的发生;③舒张平滑肌解除气道痉挛;④促纤毛运动、抗炎、防御及免疫调节;⑤保护肺泡上皮细胞及其功能。PS 的数量、组分、活性和代谢异常与肺功能障碍密切相关。

研究证实:海水淹溺所致肺泡上皮损伤引起的肺组织 PS 成分、含量、代谢和功能的变化表现为:肺泡Ⅱ型上皮细胞合成和分泌 PS 减少;PS 分解破坏增加;PS 中的磷脂和蛋白质成分发生改变,活性降低;同时由于吸入海水及肺泡渗出液的稀释进一步降低其浓度,最终加重了肺损伤。因此,理论上设法给以外源性补充 PS 和增加其生理合成及分泌可以改善 PS 功能从而改善肺的顺应性,降低肺组织炎性反应和改善氧合,减轻肺病理损害,提高 ALI-

SWD 的救治率。近年一些研究也证实了改善 PS 功能对 ALI-SWD 具有良好的疗效。

1. PS 的外源性补充 目前国内应用于临床的 PS 可分为:天然型、半合成型、人工合成型和重组型四种。天然型 PS 虽来源有限;组分缺乏同质性;存在潜在的免疫反应可能等缺陷,但疗效明显优于合成型,因此已发生严重 ALI 的患者宜选用天然型 PS,而人工型或半合成型 PS 可用于轻症 ALI-SWD。

PS 的疗效受肺损伤的严重程度、给药时机、剂量、浓度及途径等诸多因素影响。多数研究认为肺损伤的程度越严重,治疗中使用 PS 越早,患者受益越大。PS 替代治疗的传统剂量为 50~200 mg/kg,但有文献报道 PS 单次剂量(300 mg/kg)较传统剂量的 PS 对呼吸功能、肺组织病理改善和减轻肺内炎性损伤的治疗效果更好,认为一定范围 PS 的使用剂量越大其疗效也越明显,但同时要考虑到 PS 浓度对其在肺泡中扩散速度及分布影响,浓度越高,PS 扩散速度越慢,起效时间也就越长。PS 常用的给药途径有三种:雾化吸入,经气管滴入及经支气管镜给药。其中对于轻中度 ALI-SWD 患者首选雾化吸入,其主要优点是无创,方便,依从性好,不良反应少,并且能使 PS 在短时间内在肺内达到均匀分布,较好发挥 PS 的作用。对于气管插管患者滴入 PS 为最普遍采用的给药途径,其操作方便,但是疗效短暂。为了克服 PS 代谢快和一些抑制因子的影响,常需重复用药,故用量大,费用高,另外经气道滴入法存在 PS 在肺内分布不均,增加用量又有加重肺水肿风险。经支气管镜给药能较准确定位给药,从而减少用量,有很好的疗效,且严重不良反应最少,但需要一定的设备及较高素质的医护人员。

总之,外源性 PS 替代治疗在 ALI-SWD 救治中的运用已显示出良好的前景,但对最佳给药时机、剂量、途径的选择以及联合用药等方面,仍需在今后的研究中进一步积累经验。

2. 增加 PS 生理合成和分泌的药物 研究发现糖皮质激素、β-

肾上腺素能和胆碱能受体激动剂能通过蛋白激酶-环磷酸腺苷途径;氨溴索能通过保护刺激肺泡Ⅱ型上皮细胞内细胞器发育;己酮可可碱能通过抑制肺前列腺素活性等增加 PS 的生理合成和分泌,改善 PS 的功能。

五、提高肺水肿清除能力药物

肺水肿是 ALI-SWD 重要的病理改变,导致死亡的首要原因,促进淹溺后肺泡腔液体的清除,改善肺水肿,在 ALI-SWD 的防治中有着举足轻重的地位。目前认为肺泡内液体转运除渗透压驱动机制外,还存在肺泡上皮细胞主动转运机制。肺泡内液体的重吸收一般是水肿液中的钠离子通过肺泡上皮细胞肺泡腔侧的钠离子通道(ENaC)等进入细胞内,再由基底侧的 Na^+-K^+-ATP 酶(NKA)泵入肺间质。肺泡内的水则由 Na^+ 转运后造成的渗透压梯度驱动,或通过水通道(AQP)再进入血循环。ENaC、NKA 和 AQP 等组成了肺水肿液的主动重吸收系统。ALI-SWD 发生的机制涉及上述主动重吸收系统多个环节功能的受损,存在肺泡内水钠转运的严重障碍,而且吸入海水本身为高钠、高渗溶液。因此改善和修复受损的肺水主动重吸收系统,促进病理状态下肺水的清除是治疗 ALI-SWD 的关键。

近期研究发现 β_2-肾上腺素能受体激动剂如特布他林、沙美特罗等可通过抑制海水导致的 NKA 活性下降,增加肺组织的 α-ENaC mRNA 表达和促进 NKA-α_1 蛋白合成来改善和激活肺泡上皮的钠水转运系统,促进了淹溺后肺泡内液体的吸收;减轻了肺水肿;多项对糖皮质激素如地塞米松、氢化可的松在体外细胞培养及临床研究中也发现其同样存在类似作用,它可通过儿茶酚胺依赖机制激活或增强钠泵的活性,有助于海水淹溺后水肿液的吸收;还有些实验表明多巴胺、多巴酚丁胺等也能从细胞内募集钠泵到细胞膜和通过上调 Na^+ 通道的表达,增强钠泵活性来促进肺水的清除。这些药物在临床上均显示了对 ALI-SWD 一定的治疗作用。

六、扩血管药物的应用

ALI-SWD 时,由于缺氧或酸中毒的作用,使得血管内皮细胞正常功能受到损害,内皮细胞依赖性舒张因子合成减少,而缩血管物质相对增多,直接导致了肺内血管痉挛、微血管闭塞,引起肺内血流重新分布,通气、血流改变,最终进一步加重了低氧血症和酸中毒,形成了恶性循环。因而治疗 ALI-SWD 时增加血管内皮舒张因子,扩张肺血管,降低肺循环阻力,使肺内通气、血流灌注匹配良好,纠正低氧血症非常重要。理想的肺血管扩张剂应该能有效的选择性扩张肺血管。选择性包括两方面含义:一是只作用于肺循环,不作用于体循环,不会引起低血压、心动过速等不良反应;二是只作用于通气好的肺泡区域,不作用于通气不好的区域,也就是说不会增加肺内分流量,不会影响肺脏的气体交换能力。鉴于此目前治疗 ALI-SWD 常被选用的此类药物有一氧化氮(NO)和前列环素 I_2(PGI$_2$)。主要选取吸入途径。

1. NO 吸入　NO 是主要由肺血管内皮合成的一种广泛参与生理调节的重要血管内皮衍生性舒张因子。NO 的亲脂特性容许吸入肺泡的 NO 向周围肺组织和血管自由扩散,作用于肺阻力型小血管,降低肺动脉压力,并不对外周血管张力产生影响。同时由于吸入肺泡的 NO 易进入肺通气良好的非水肿区,使得该区域的肺泡周围血管扩张,使血液从水肿区向非水肿区再分布,减轻水肿区的过度灌注,从而改善肺通气/血流比值失调。研究还发现 NO 不仅有选择性扩血管作用,而且在肺内介导调节多种生理功能:①解除支气管平滑肌痉挛,改善肺通气功能,提高 PaO_2 和 SaO_2,抵抗低氧的损害。②通过抑制氧自由基的产生,加速氧自由基清除;抑制肺泡巨噬细胞 NF-κB 核转位减少内皮促炎症因子及黏附因子的表达和释放;减少中性粒细胞对血管内皮细胞的黏附及在肺部的浸润等发挥抗炎作用。③通过对血浆内皮素、血栓素 B_2 和前列环素的调控作用,减轻缺氧对血管内皮细胞的损伤。④吸入

NO 尚能够阻断肺组织细胞的凋亡,发挥肺保护作用。

由于 NO 众多的作用机制,目前在一些 ALI-SWD 的基础实验及临床救治的研究中已将吸入 NO 作为 ALI-SWD 综合治疗中的一种方法,结果显示其不失为一种快速降低肺动脉压和有效改善氧合的新方法,在救治 ALI-SWD 有着潜在的应用前景。但同时文献显示其在减轻肺部病理损害、降低死亡率、缩短通气治疗时间方面也存在一定争议,有待进一步深入研究。

吸入 NO 治疗中有一些注意事项必须引起重视:①NO 是一种有毒气体,吸入 NO 可导致高铁血红蛋白血症,产生 NO_2 和过氧亚硝酸盐离子等有毒化合物,从而加重肺损伤的程度。因此吸入时要注意浓度的选择,建议采取低浓度吸入,一般 NO 吸入浓度为 $(5 \sim 40) \times 10^{-6}\%$。②吸入 NO 治疗一段时间后突然终止吸入会产生反跳现象,故停用 NO 吸入时宜逐渐降低浓度,缓慢进行。③临床使用时必须监测 NO_2 和过氧亚硝酸盐离子的浓度。

2. 前列环素 I_2(PGI_2)吸入 PGI_2 由内皮组织产生的血管平滑肌弛缓剂,吸入 PGI_2 具有明显选择扩张肺血管的作用而对体循环动脉压影响不大,同时还具有抑制血小板聚集和调节炎症反应等作用。研究显示:雾化吸入 PGI_2 在减少肺血管阻力、降低肺动脉压、改善氧合和组织供氧等方面与 NO 吸入疗效相似,而且具有给药方式简便、不产生有害代谢产物的优点。目前推荐剂量:$5 \sim 50$ ng/(kg·min),但也有学者用狗试验发现,吸入低于 0.9 ng/(kg·min) 的 PGI_2 也能降低肺动脉压。

六、莨菪碱类的应用

莨菪碱为作用于 M_2 胆碱受体的抗胆碱类药,外周作用较阿托品强而维持时间短。其作用机制为:抑制腺体分泌,解除平滑肌痉挛;稳定细胞膜及溶酶体膜;抗氧化,抑制白细胞聚集及多种体液因子的释放,降低血管通透性;阻滞钙通道,扩张血管,改善微循环;抗休克;抑制皮层功能和兴奋呼吸中枢等。还有研究发现其能

上调 Na^+-K^+-ATP 酶的活性促进肺水清除。目前莨菪碱在治疗 ALI-SWD 中疗效已得广泛认可,均认为其不仅可明显减轻 ALI-SWD 的肺水肿和缺氧程度,纠正酸中毒,改善肺损伤,而且淹溺早期给予莨菪碱可抑制肺水肿的发生。

通常用法:肌注东莨菪碱 $0.3 \sim 0.6$ mg,每 $5 \sim 60$ min 一次,或山莨菪碱 10 mg 加入 25% 葡萄糖液 20 ml 内缓慢静脉注射,继之以 $20 \sim 30$ mg 加入 5% 葡萄糖液内静脉滴注,直到出现阿托品化症状或病情得到控制方可停药。同时给药中密切注意和及时处理莨菪碱的不良反应。

八、纳洛酮

盐酸纳洛酮(NX)是羟二氢吗啡酮的衍生物,为阿片受体的特异拮抗剂,能竞争性阻断并取代阿片样物质与受体的结合,发挥改善神经功能障碍,兴奋呼吸,稳定溶酶体膜,恢复 Na^+-K^+-ATP 酶的功能,提升高血压,有效维持心、脑、肾等脏器功能的作用。ALI-SWD 存在应激反应,并多继发全身多脏器损伤。应激反应导致脑垂体前叶释放的 β-内啡肽又可引起呼吸抑制、高碳酸血症、休克等。国内大量的研究证实该药在 ALI-SWD 的救治中能通过阻断和逆转 β-内啡肽的毒性作用,改善心、脑、肾等重要脏器功能,并显示了良好的临床疗效。

纳洛酮可通过静脉、气管、肌注或皮下途径给药,但首选静脉。通常用法:首次静注纳洛酮 0.8 mg,之后每 30 min 予纳洛酮 $0.4 \sim 0.8$ mg 静脉推注,视病情变化增减剂量或延长给药间隔时间,意识转清,呼吸困难消失停药。

九、钙通道阻滞剂

在 ALI-SWD 的动物实验中发现:心肌、肺泡上皮和毛细血管内皮细胞受损的 ALI-SWD 动物相应的细胞内外 Ca^{2+} 稳态失调,细胞外 Ca^{2+} 内流,使胞质内 Ca^{2+} 增多,同时也观察到细胞内 Ca^{2+}

沉积与 ALI-SWD 肺损伤程度成正相关。据此可以认为细胞的钙离子增高可能是导致细胞受损的原因之一。因此在 ALI-SWD 的救治过程中,恰当地应用钙通道阻滞剂可减轻肺上皮细胞、血管内皮细胞及心肌细胞的受损,对 ALI-SWD 的抢救成功有利。目前这个观点已被钙离子通道阻滞剂——尼莫地平在 ALI-SWD 治疗中取得的良好临床效果所证实。

十、氨溴索(盐酸溴环己胺醇)

氨溴索是熟知的黏液溶解剂,近年来其对呼吸的保护作用越来越受到重视,已有学者将其联合用于小样本 ALI-SWD 的治疗,并取得了一定疗效。可能的机制为:①促进肺泡表面活性物质分泌及合成。②抗氧化作用:减少中性粒细胞和巨噬细胞氧化物的释放并清除体内的·OH 和 HOCL 等氧化物。③抑制细胞因子及炎性介质释放。④控制弹性蛋白酶的释放以及阻止 α-抗胰蛋白酶的失活。⑤抑制组胺所诱发的气管平滑肌收缩,降低呼吸道阻力及气道高反应性。

用于治疗 ALI-SWD 的氨溴索剂量现尚无标准,有文献认为氨溴索提高海水淹溺性大鼠的肺泡表面活性物质可能存在量-效关系,增加盐酸氨溴索的剂量(最多可达 1 g/d),对 ALI-SWD 疗效的增加有益。目前该药推荐的使用方法为静脉滴注联合雾化吸入。

十一、控制感染

海水中含有大量海洋微生物及一些致病菌,淹溺后吸入肺内多会继发肺部感染。感染是加重 ALI-SWD 的重要诱因,同时也是影响 ALI-SWD 预后及致死的主要原因。研究发现海水淹溺后导致感染的致病菌复杂,但以革兰阴性杆菌合并厌氧菌的混合性细菌感染为常见。临床上对不伴感染的 ALI-SWD 应预防性使用抗生素。感染一旦发生,在明确病原菌之前,应经静脉早期使用足量并兼有抗厌氧菌作用的强效广谱抗菌药物。

十二、抗凝治疗

ALI-SWD 的发生与凝血系统的激活和纤溶活动的抑制有密切关系。因缺氧、酸中毒等激活多种介质释放引起血小板聚集、黏附、破裂、释放出大量血小板因子,造成全身高凝甚至形成弥散性血管内凝血是 ALI-SWD 重要的病理过程之一。随着对 ALI-SWD 机制的深入研究及在救治中抗凝治疗显示出的较好疗效,该治疗在 ALI-SWD 中的应用日益受到重视。目前常用药物为肝素。使用方法多采取 100～150 mg/d 静脉持续泵入的方法,将凝血时间(试管法凝血时间或测定激活凝血时间)控制在正常的 1.5 倍。

十三、丁醇蒸汽吸入疗法

30℃ 7.5% 丁醇蒸汽作为一种消泡剂,动物实验证明其可以减轻低氧血症。如以氧气作动力,吸入丁醇蒸汽在减轻低氧血症方面的疗效则更加明显,而且对呼吸及心脏方面的抑制作用不明显。进一步临床研究也表明,在减轻海水淹溺所造成的 ALI-SWD 中,温暖的丁醇蒸汽可以作为一种辅助的紧急治疗手段。

还有一些药物,如角质细胞生长因子、内皮素受体拮抗剂、抗氧化剂、抗细胞因子及补体抑制剂等在 ALI/ARDS 的动物实验或临床救治中显示了一定的疗效。虽目前这些药物尚未应用于 ALI-SWD 的研究中,但 ALI-SWD 作为 ALI/ARDS 的一种特殊临床类型,相信不久的将来随着研究的深入这些药物可能也会成为救治 ALI-SWD 的有效手段。

总之,ALI-SWD 的发病机制错综复杂,临床迄今为止仍无一种药物能特异性地改善 ALI-SWD 的预后,因此早期合理的选择性联合用药,并积极采取综合性治疗措施,是提高 ALI-SWD 救治率的关键。

第三节 海水淹溺的机械通气治疗

海水淹溺是平、战时的一种危急重症,海水进入肺内后,迅速损伤肺泡上皮细胞引起 SWD-ALI 导致呼吸衰竭。SWD-ALI 如未经治疗,死亡率可高达 60% 以上。SWD-ALI 主要临床表现为低氧血症,机械通气(mechanial ventilation,MV)是迅速纠正海水淹溺所致的低氧血症的主要手段。本章重点介绍机械通气的原理、常用的通气模式、通气参数的调节、撤机等内容。

一、常用通气机的基本组成

机械通气是利用正压呼吸的方式提供通气支持,其设备主要包括两大部分:一是气体传送系统,主要包括呼吸控制器、通气模式控制器、传感器和一系列阀门系统。二是呼吸机辅助系统,包括气体混合器、湿化器、呼气末正压发生器、气体传送管路和各种报警装置等。通气时当调节容量或压力中的一种因素,另一因素就随呼吸力学的改变而改变。近年来,随着电子技术的不断发展,通气机也不断更新换代,新的通气模式不断出现,通气机的性能不断完善,安全性和无创伤性等方面有了很大的进步。

二、机械通气模式

由于海水淹溺主要表现为严重的低氧血症,及时应用通气机是重要的治疗手段之一,正确的选择和调整通气机的模式和参数是改善预后降低病死率的关键。临床工作中我们要根据不同患者的临床情况和病理生理基础来设定不同的通气模式和参数。

(一)无创通气

是指不通过气管插管而增加肺泡通气量的方法。主要指经口鼻面罩进行的正压通气。自 20 世纪 90 年代以来,大规模的随机对照临床研究表明无创通气可有效改善呼吸衰竭患者的气体交换,能明显减少有创机械通气的不良反应,因此,无创通气正逐渐成为治疗急性呼吸衰竭的首选方法。原则上 NIV 对大多数患者来说并没有绝对的适应证和禁忌证,可适用于几乎所有的海水淹溺性呼吸衰竭,但在实际应用中,要充分考虑到患者对无创通气的接受和配合情况。急性期患者应用 NIV 可降低 $PaCO_2$,减轻肺水肿,从而降低气管插管和有创呼吸机的使用,缩短住院天数,减少呼吸机相关肺炎的发生,降低患者病死率。使用 NIPV 要注意掌握合理的操作方法,提高患者依从性,避免漏气,从低压力开始逐渐增加辅助吸气压和采用有利于降低 $PaCO_2$ 的方法,从而提高NIV 的效果。但当患者出现下列情况时应避免使用 NIV:①面部有严重的创伤或有大量的呼吸道分泌物;②有严重的意识障碍;③心搏和呼吸骤停者;④有严重的休克或心律失常等血流动力学不稳定者。当使用 NIV 患者出现下列情况时应立即终止 NIV:①不能耐受或配合使用面罩;②呼吸困难进行性加重;③呼吸道分泌物过多而且排出困难时均应首先气管插管,待分泌物减少、一般情况改善后及早拔管并采用序贯无创通气治疗。

(二)有创通气

是指经过气管插管连接通气机进行通气的方式。根据患者的情况有多种模式可以选择,近年来,随着对呼吸机的认识不断深入,人们发现如果呼吸机的模式或参数选择不当,可引起气压伤、容积伤等呼吸机相关性肺损伤(ventilator indued lung injury,VILI)。临床上为避免 VILI 的发生,提倡采用允许性高碳酸血症的保护性通气策略(图 6-1)。

1.常规机械通气　目前 ARDS 治疗常用的是间歇指令通气。是指通气机以预设的频率向患者进行常规正压通气,在两次指令呼吸周期内允许患者自主呼吸。吸入氧气浓度开始时可较高(>80%),待低氧血症逐渐纠正后降至 50% 以下。值得指出的是短时间内吸入高浓度氧不会导致氧中毒,相反,初始时低浓度的氧气吸入却不利于低氧血症的纠正。ARDS 的主要病理生理学改变

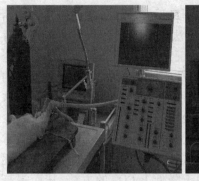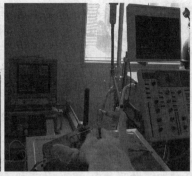

图6-1　机械通气治疗海水淹溺实验动物

是肺泡弥漫性的不均一性损伤,肺实变、肺不张,肺间质和肺实质的水肿等。在最初应用通气机的阶段,人们对 VILI 认识较少,实施这种通气策略通常以纠正缺氧为终点目标,为维持正常的 pH 和碳酸血症,需要应用达大潮气量($10 \sim 15$ ml/kg),高分钟通气量,高气道峰压和平台压。由于正压通气时绝大部分潮气量进入到顺应性良好的区域,足够的潮气量和通气时间虽然达到了机体氧合和肺泡复张的需要,却容易导致肺泡过度扩张,使气压伤/容积伤和生物伤的风险增加,导致肺组织进一步继发性损伤。因此目前人们更多的将重点转移到肺保护性通气策略上来。

　　2. 允许性高碳酸血症　是指在机械通气期间,为了达到治疗的目的同时减少通气机相关肺损伤的发生,允许动脉血 $PaCO_2$ 在一定范围内缓慢升高。2000 年 NHLBI ARDS 网上多中心随机对照研究结果表明与常规通气(12 ml/kg)相比小潮气量(6 ml/kg,限制平台压 30 cmH$_2$O)通气可降低患者的死亡率,减少呼吸机的使用天数和肺外器官衰竭的天数。该研究证明了肺保护策略的有效性。此后多个研究重复了该研究结果的有效性,证实此策略能提高 ALI 患者的存活率,同时减少血浆内炎性介质的释放。

　　但小潮气量通气也存在着一定的问题。小潮气通气期间患者难免发生呼吸性酸中毒和高碳酸血症,而这与缺氧和发生肺泡萎陷风险直接相关,可能会进一步加重肺不张和复张后肺泡再次萎陷。同时为了提高人-机协调性,通气期间必须增加肌松剂和镇静剂的用量。不仅如此,机械通气时过度膨胀的肺泡与萎陷肺泡之间形成的剪切力也是导致 SWD-ALI 进一步加重的重要因素。现国内部分关于小潮气通气治疗 SWD-ARDS 动物实验取得了相悖的结果。有实验证实 6~8 ml/kg 小潮气量机械通气不仅能改善 SWD-ALI 时的氧合,而且能有效控制 PIP 和 PPlat,从而避免 VILI,病理检查结果显示肺泡萎陷程度似有加重。这与近年来国内外对保护性通气策略治疗 ALI 的研究基本一致。然而也有实验发现 8 ml/kg 潮气量并不能很好地改善氧合和肺顺应性,PIP 和 PPlat 无明显下降,组织病理发现虽然没有增加 SWD-ALI 时肺泡隔断裂等肺损伤程度,但肺泡萎陷和肺不张进行性加重,这可能与该实验模型动物肺损伤更加严重有关,单一的小潮气量通气不能完全满足改善氧合的需要。

3. 呼气末正压通气(positive end expiratory pressure,PEEP) SWD-ALI 是一种肺内源性急性肺损伤,由于海水特殊的理化特性,进入肺内后对肺泡上皮细胞的直接和间接损伤远较其他类型的肺损伤重。高渗性海水可直接造成肺泡内水分增多,肺泡内压增高,压迫肺泡上皮,导致血管内液体外渗,血液浓缩,血小板聚集、黏附和附壁,直接造成毛细血管内皮损伤。其组织学变化以肺泡隔断裂、炎细胞浸润最为常见,其次是肺内出血、肺泡萎陷实变。这一点不同于临床常见的 ALI。从理论上讲,保护性小潮气量通气策略能够避免 SWD-ALI 时肺泡隔断裂的进一步加重,防止肺泡进一步破裂融合造成 VILI。但是小的潮气量机械通气也不利于打开 SWD-ALI 时由于肺泡表面活性物质的丢失等原造成的萎陷肺泡,从而不利于 SWD-ALI 氧合的改善。因此肺泡的复张至关重要。

大量的研究表明 PEEP 可使肺水重新分布,陷闭的肺泡重新开放,增加患者的功能残气量,明显的改善氧合和肺顺应性,有效促进肺泡内液体的重新分布,减轻肺泡内水肿,减轻分流,减少肺泡表面活性物质的灭活,有利于肺复张。但由于海水淹溺常伴有血容量不足,临床表现为动脉压降低和尿量减少,而 PEEP 的应用可进一步减少静脉血的回流,引起心排出量不足,体循环低血压恶化,因此在治疗时应对血容量不足的患者适当扩容,同时尽量使用 Swan-Gans 导管对心排出量、输液量及左房充盈压进行监测,使肺动脉楔压维持在 $0.7 \sim 1.3$ kPa($5 \sim 10$ mmHg)。

PEEP 有利又有弊,由于患者的病情不同,加用 PEEP 后的反应也不同,如何选择合适的 PEEP 是临床较为棘手的问题。目前治疗常用的 PEEP 压力一般在 $0.49 \sim 1.77$ kPa($5 \sim 18$ mmHg),不宜过高,开始时可用 0.49 kPa(5 mmHg),以后根据情况逐渐增加,同时观察血压、心率尿量等情况,当 FiO_2 为 0.6 时 PaO_2 在 8 kPa(60 mmHg)的最低 PEEP 可认为达到比较理想的 PEEP 水平。

4. 控制性肺膨胀(sustained inflation,SI)　是一种肺复张方法,机械通气时通过给予足够的气道压力,使塌陷的肺泡充分开放,且屏气一段时间,增加肺泡的稳定性,从而达到增加机体的氧合的目的。其主要作用是为了减轻呼吸周期肺泡反复开放和闭合所引起的损伤。因为肺保护性通气策略(小潮气量通气)虽然有利于避免气压伤的发生,但不利于塌陷肺泡的复张。SI 是近年来研究较多的机械通气新策略,无论是动物实验还是临床研究均显示其对 ARDS 有一定的疗效。SI 的应用是在机械通气过程中给予 $35 \sim 40$ cmH$_2$O 的 CPAP 持续 30 s 来进行复张操作。研究结果显示,SI 的应用能够显著提高氧合,增加肺顺应性以及呼气末肺容积,功能残气量,减少机械通气时的死腔量,减轻肺水肿程度,减轻肺损伤,达到治疗的目的。但有临床研究表明 SI 仅能短暂和轻度的改善氧合,并不能提高存活率,并且与一过性的低血压和低氧血症有关,因此 SI 的长期益处没有明确的证实,并没有被推荐作为 ARDS 的常规治疗。

研究表明,保护性肺通气策略联合 SI 能够更好地改善 SWD-ALI 的气体交换和肺顺应性,并不会加重肺损伤。SI 通过给予气道较高的压力,使较多的萎陷肺泡复张,改善了肺内气体分布,使肺部氧合增加。SI 持续一定的时间,有助于肺泡气体均匀分布,并且延长气体交换时间,也增加了肺部的氧合,小潮气量同时联合应用 SI,弥补了单纯保护性通气策略的不足,既提高了 SWD-ALI 时的氧合,促进了萎陷肺泡的复张,又避免了机械通气造成的肺损伤。但该研究也发现,随着 SI 的实施,出现体循环血压下降、心率增快。

5. 高频通气(high frequency ventilation, HFV) 是一种高频率低潮气量的通气方式。20 世纪 80 年代以来,高频通气应用于临床,取得了一定效果的同时对防止 ARDS 患者机械通气时发生 VILI 有益。HFV 产生的气道分压较低,通气量较小,对气道的损伤较小,不易引起气压伤,具有一定的肺保护作用。但其治疗效果在很大程度上受到患者平均气道压的影响。高频喷射通气(high frequency jet ventilation,HFJV)已被证明是一种有效的治疗海水淹溺型肺水肿的通气方式,但在许多实验中发现 HFJV 只能将海水淹溺型肺水肿的低氧血症恢复到一定的水平(血氧饱和度恢复到 90% 左右),却对静脉回流和心排出量产生很大的不利影响。

6. 液体通气(liquid ventilation, LV) 传统的液体通气是将液体通气和常规机械通气向相结合的一种方式。主要经气管向肺内注入功能残气量的氟碳化合物消除肺泡的气液界面,然后按常规机械通气的方式进行正压通气。氟碳化合物性质稳定,具有良好的气体溶解性,携氧能力强,注入肺内后组织中吸收和分布的剂量很少,完全依靠肺或皮肤排出体外,无明确的不良反应,作为良好的液态介质广泛应用于临床。自 1990 年第一次采用 PFC 治疗 ARDS 以来,多个研究证实部分液体通气能有效改善气体交换,提高肺顺应性,减轻肺损伤,降低肺泡表面张力,具有类 PEEP 样效应,不仅如此,由于 PFC 比重高,在肺泡内沉积于渗出物的底层,可促进渗出物和炎症介质的排出,防止肺部炎症的发展。同时PFC可抑制白细胞的区划作用,减少炎症因子的释放,减轻肺损伤。Sawada 等对海水淹溺导致的急性呼吸衰竭的动物模型进行常规机械通气和部分液体通气后发现:相对于常规机械通气治疗后气体交换和呼吸力学指标的继续恶化,接受部分液体通气治疗模型动物的动脉氧合和肺顺应性明显改善,同时肺泡上皮和炎性细胞的释放也明显减轻。但由于部分液体通气应用于海水淹溺的急性肺损伤的研究相对较少,仍有许多问题未得到很好的解答。比如 PLV 的适应证、应用时机、病例的选择、PFC 的最佳剂量以及PLV 的中远期的不良反应等。

近年来在部分液体通气的基础上,于 1990 年提出了全氟化碳汽化吸入的理论,全氟化碳汽化吸入策略是通过在体外将 PFC 液体汽化,使 PFC 以分子扩散方式吸入肺内均匀分布于肺泡表面达到治疗目的的一种技术。关于 PFC 汽化吸入应用于海水淹溺型呼吸窘迫综合征的研究发现,PFC 汽化吸入能显著改善 SWD-ARDS 模型动物的氧合及呼吸力学指标减少。

三、机械通气的撤离

撤机是指逐渐减低呼吸支持,恢复无辅助自主呼吸的过程。对于大部分患者来说撤机后都能顺利地恢复自主呼吸,但也有大约 25% 的患者出现撤机困难。因此为了能使患者顺利撤机,正确掌握撤机指征,准确评估和纠正机体重要器官的功能,选择合适的撤机方法是减少机械通气时间和并发症的关键。

一般来说若患者病情改善,能够维持自主呼吸稳定就应该尽早撤机。撤机前应该尽量减少或停用肌松剂和镇静剂,让患者恢复正常的呼吸驱动和精神状态,要维持血流动力学的稳定,控制肺部感染,纠正电解质紊乱和酸碱失衡,保证足够的营养供应,彻底清除呼吸道分泌物,确保患者的呼吸系统能够在减少机械通气辅助呼吸的情况下维持适当的自主呼吸。以下为常用的撤机方法:

1.逐步停机法　经过撤机前的准备后就可以试行停机。初始时在医护人员的严密监护下撤去呼吸机,给予面罩或鼻导管氧疗,在病情稳定的情况下,逐渐增加停机的时间和次数,当用机时间小于停机时间后往往可以顺利撤机。

2.T型管法　直接将呼吸机断开让患者经过T型管进行自主呼吸的方法。如患者在T型管呼吸后(通常为2 h)没有明显的呼吸困难和气体交换障碍就可以直接拔管。少部分患者可能需要其他方法进行撤机。

3.IMV/SIMV法　是指通过逐渐减少机械通气的次数而达到撤机目的的方法。理论上该方法的优点是逐渐增加自主呼吸的次数减少机械通气支持的比例,在指令性控制通气之间呼吸肌能得到休息,但实际上患者并未改变自主的呼吸驱动,患者仍存在较大的吸气努力而增加呼吸功,目前并不作为撤机的首选方法。

4.PSV法　通气机以预置的压力水平支持患者的自主呼吸,可减轻患者的呼吸功,撤机时每次递减$2\sim4$ cmH_2O,当压力支持的水平在$8\sim10$ cmH_2O时就可以考虑撤机或拔管。

5.几种撤机方法的比较　T型管和IMV时最常用的撤机方法。大规模的对照临床研究表明IMV和PSV撤机的成功率没有差异,用PSV的撤机时间要少于T型管实验和IMV,但也有实验认为T型管实验的撤机成功率更高。但无论怎样,呼吸肌的功能才是撤机成功的关键,在撤机拔管前医师一定要充分评估患者的意识状态,肺部感染的控制情况,气道分泌物的排除能力,正确采取撤机的方法是对于成功撤机是非常重要的。

第四节　液体通气

液体通气(liquid ventilation,LV)是近年来发展起来的一种新的治疗急性肺损伤的方法,因其在改善肺换气功能和肺动力学特性等方面的特殊作用和优势,日益受到人们的普遍关注。

▶▶ 海水淹溺

液体通气治疗的思想起源于 20 世纪 20 年代,是将含氧较高的液体注入肺内,作为呼吸介质进行气体交换的特殊呼吸支持手段,但长期以来一直未找到理想的呼吸介质,直到 20 世纪 60 年代高氟碳化合物(per fluoro chemical,PFC)的发现才推进了液体通气的实验研究进程。

PFC 是一类人工合成的含氟化合物,最常用的是潘氟龙(per-flubron,PFB),它具有以下特性:①化学性质稳定,无色、无味,不溶解于水;②密度较水和软组织大,表面张力和黏滞性低;③有极高的气溶性,对氧和二氧化碳的溶解力比水分别高出 20 倍及 30 倍,与氧的结合力是全血的 2~3 倍;④无毒,对 X 线透过度低;⑤机体不能代谢 PFC,只有通过呼吸蒸发或皮肤将其排出体外;⑥蒸气压低,不易丢失。

液体通气分为完全液体通气(total liquid ventilation,TLV)和部分液体通气(partial liquid ventilation,PLV)。

TLV 是最早用于动物实验的液体通气方式,即在整个通气环路中注满 PFC,每次吸气时液体通气机将相当于潮气量的氧合 PFC 送入肺内,呼气时肺内 PFC 流出并带出体内 CO_2 以完成气体交换。1989 年 Greenspan 首次将 TLV 用于早产儿严重呼吸窘迫,结果几项重要的生理指标包括肺顺应性、气体交换指标明显改善,取得临床试验成功;1996 年 Foust 将 32 只呼吸窘迫综合征(respiratory distress syndrome,RDS)小羊分成外源性表面活性物质(SF)替代疗法、PLV 与 TLV 三组,经过 4 h 通气,结果显示 TLV 在肺功能与组织病理学上的改善均优于 SF、PLV 组,表明 TLV 能更好地保证功能残气量,提高肺顺应性,改善通气/血流比值及保护肺组织。TLV 还可用于其他急性肺损伤或肺不张、急性呼吸衰竭、胎粪吸入综合征等的救治。

但在实际工作中,由于 TLV 的局限性而限制了 TLV 的临床使用:①实施 TLV 需要特殊设备,液体在体外循环氧合,操作复杂,用量大,费用昂贵;②导致气道阻力明显增高;③PFC 对 CO_2 的溶解度高,但清除能力不如传统通气方式和 PLV,可引起 CO_2 潴留;④PFC 在肺内形成高静水压,使右心后负荷增加,阻碍静脉回流,从而引起心输出量下降,甚至血压下降。

1991 年 Fuhrman 等将 TLV 简化改进,首次提出了 PLV,又称全氟碳相关气体交换,即将高于或相当于功能残气量的 PFC 注入肺内,使用传统呼吸机进行常规机械通气,以完成气体交换。这种通气方式以功能残气量的液体加潮气量的气体为介质,普通呼吸机作为通气设备,氧气直接吹入液体中作为氧合方式,简便易行,易于推广,液体用量小,完全解决了 TLV 所带来的问题,日益受到人们的关注。国内外学者对此做了大量的研究,并且在国外已开始应用于临床,治疗急性肺损伤和呼吸窘迫综合征(ALI/ARDS)、胎粪吸入综合征、肺泡蛋白沉积症、先天性膈疝等。

一、PLV 治疗急性肺损伤的机制

目前 PLV 在急性呼吸衰竭中的应用更多处于实验研究中。一类是模拟婴幼儿的急性 RDS(ARDS),病因学上强调肺表面活性蛋白的缺乏;另一类是模拟成年人 ARDS,包括创伤、感染、误吸等多种病因。比较典型的模型有早产胎羊急性呼吸衰竭,肺内灌洗盐水、静脉注射油酸致急性肺损伤等,虽然动物模型多种多样,但其基本的病理及病理生理改变特点基本一致,主要是:①肺静态和动态顺应性降低;②低氧血症伴或不伴高碳酸血症;③肺内分流增加;④局部呈充血、水肿等炎性改变。大量实验研究表明,采用 PLV 可以对以上改变有不同程度的纠正,起到多方面的治疗作用,其作用机制如下:

(一)降低肺泡表面张力

ARDS 时常伴有肺泡表面活性物质系统的破坏,肺泡表面张力升高,部分肺泡不张,导致换气和通气功能障碍。常规机械通气(CMV)治疗为使闭合的肺泡张开,常使用高压手段,这样就不可避免地会引发气压伤和血流动力学状态的改变。液体通气时,

PFC 注入气道使原来的气-液界面变成液-液界面,加上该材料本身具有较低的表面张力,故可直接降低肺泡表面张力,这种作用起效非常迅速,通常在注入 PFC 后数分钟即见效。

此外,液体通气有助于清除炎性渗出物,维持表面活性蛋白的作用,实验表明液体通气可促进表面活性蛋白的合成和分泌,从而降低肺泡表面张力。

肺泡表面张力降低后,肺的动态和静态顺应性升高,气道峰压和气道平均压下降,既保证了足够的气体交换,又可避免气压伤和血流动力学的紊乱,达到治疗目的。

(二)高 O_2 和 CO_2 溶解度

PFC 有很高的携氧能力,溶解大量的 O_2 和 CO_2,提高了肺泡氧分压,足够维持气体交换之需,提高了气体交换的效率。

(三)使萎陷的肺泡复张,改善通气/血流比例失调

ARDS 时,持续气道闭塞,肺泡内炎性渗出物和表面活性物质灭活将使局部发生肺不张,是导致低氧的重要原因。

ARDS 早期,气道闭塞和肺泡萎陷集中分布于下垂部位,PLV 时 PFC 一方面因其密度大,重力作用使其主要分布在下垂部位,即肺损伤较重的部位,使萎陷肺泡张开,从而增加换气面积;另一方面 PFC 形成的静水压在下垂区最高,压迫肺泡毛细血管将导致下垂区血流向通气较好的区域移动,类似于呼气末正压(PEEP)的作用(被称作液性 PEEP),使肺血流重新分配,通气/血流比例有所改善,从而改善气体交换。

(四)抗炎作用

PLV 可显著降低肺部病变局部的炎症程度,病理显示局部出血,肺泡积液和炎性浸润显著减少,它的这种抗炎作用的机制尚未明确,有实验表明,在 PFC 中,中性粒细胞对上皮细胞的黏附损伤力下降,可能与其抗炎作用有关。

另外,Smith 等在体外实验中观察到 PFC 对肺泡吞噬细胞受

内毒素刺激后释放氧自由基有影响,结果发现加入 PFC 后,吞噬细胞释放的氧自由基减少 50% 以上,甚至达 90%,抑制作用具有 PFC 剂量依赖性。提示 PFC 强烈抑制肺泡吞噬细胞产生氧自由基等破坏肺组织的炎症介质,可能是 PLV 改善肺损伤的重要原因。

(五)灌洗作用

PFC 本身可作为一种灌洗液,将肺泡、小气道内的渗出物和分泌物以及形成透明膜的蛋白质疏散、稀释,并带入中央气道,然后通过抽吸等排出体外,从而促进萎陷肺泡张开,改善局部换气功能,减缓局部炎症发展。

二、PLV 在临床的应用

PLV 仍是一项新技术,它的研究工作仍主要在动物实验研究上,临床病例较少。1996 年 Gauger 等第一次将 PLV 应用于临床试验,试验对象是 6 例 8 周至 5 岁半、经多种方法治疗无效的严重呼吸衰竭患儿,试验结果表明,所有患儿均能耐受 PLV,PaO_2、平均顺应性明显提高。治疗过程中 2 例发生气胸,未经处理自行吸收,6 例全部存活,并恢复自主呼吸。同年 Hirschl 等对成人 ARDS 的临床试验也获得成功,结果表明,试验对象均能耐受 PLV,肺内分流量减低,动态、静态顺应性提高,血流动力学未见异常改变。还有人将 PLV 用于肺泡蛋白沉积症、胎粪误吸、早产、溺水等的治疗,均显示了良好的治疗作用。

而 2006 年 Kacmarek 等临床研究发现,无论小剂量还是大剂量 PFC 均可以导致低氧血症、气胸、低血压,而患者的脱机时间却明显延长,同时 28 d 死亡率较常规机械通气组略有增加。其原因可能与采用的吸气压力过高,导致呼吸机相关肺损伤;因人机配合不如常规机械通气而采用的大剂量镇静或麻醉药,导致上皮纤毛运动障碍及排痰受限等有关。

PLV 在临床应用中出现不一致的结果,提示我们这一治疗方法还需要得到更多的实验和临床研究验证,进一步探索切实可行的实施方法。

三、PLV 在海水淹溺型肺损伤(SWD-ALI)中的应用

迄今为止,PLV 在 SWD-ALI 的应用尚处于实验研究阶段。还有一些学者采用 PFC 雾化吸入治疗代替 PLV,取得了良好的治疗效果。这是一种通过在体外将 PFC 液体汽化,使 PFC 以分子扩散方式吸入肺内并均匀分布于肺泡表面达到治疗目的的技术。有研究者将这一技术应用于海水淹溺型呼吸窘迫综合征的研究,发现 PFC 汽化吸入能显著改善 SWD-ARDS 模型动物的氧合,并使呼吸力学指标改善。

SWD-ALI 时,低氧血症和代谢性酸中毒是 SWD-ALI 的主要病理生理改变,也是导致病情进一步加重甚至危及生命的主要原因,贯穿疾病的全过程。海水的高渗透压导致肺泡腔内液体增多,肺泡内压增高,压迫肺泡上皮引起直接损伤;血管内液体外渗、血液浓缩,导致微循环障碍等血流动力学改变,损伤毛细血管内皮;此外,继之出现的低氧血症导致细胞内 Ca^{2+} 超载、细胞色素氧化酶(CYTO)活性下降和 Na^+-K^+-ATP 酶失活、代谢性酸中毒以及炎细胞和炎症介质的释放,进一步加重了肺泡上皮和毛细血管内皮的继发性损伤。结果导致肺泡腔及肺间质水肿,肺泡萎陷、不张,毛细血管充血扩张、出血,肺泡 I 型、II 型上皮细胞及血管内皮细胞破坏,肺泡腔内中性粒细胞、巨噬细胞等炎性细胞浸润。

动物实验研究表明,将 PLV 用于治疗 SWD-ALI,能够很好地提高 PaO_2 和 SaO_2,纠正酸中毒,并能改善肺的顺应性,降低气道峰压,其作用表现在以下几个方面。

(一)改善气体交换

PLV 一方面通过其高携氧能力,溶解大量的 O_2 和 CO_2,提高了肺泡氧分压,另一方面通过纠正通气/血流比例失调改善肺泡氧

合。此外 PFC 的重力作用,能使低垂部位萎陷、受累的肺泡复张,有效增加了呼吸面积,改善通气和弥散功能,更好的纠正了 ALI 所致的顽固性低氧血症。

(二)改善肺力学指标

PFC 具有较低的表面张力,其作用类似于肺泡表面活性物质,可以降低肺泡表面张力,防止肺泡萎陷;PFC 的高比重特性也可使萎陷的肺泡复张,并可抑制肺泡腔液体渗出,减轻肺泡和肺间质水肿,有效地阻断了海水淹溺造成的肺泡上皮的直接病理损害;据实验研究表明,PFC 还可以促进内源性肺泡表面活性物质的产生;另外在 PEEP 的协同下,抵消了内源性 PEEP 的作用,从而使气道峰压下降,肺顺应性提高,以利于缺氧的纠正。

(三)减轻肺组织病理损害及炎细胞浸润

Quintel 观察到,PLV 组弥漫性肺泡损伤明显减少,肺泡壁厚度及平均毛细血管直径小于常规机械通气组,PLV 组动物很少发生血管栓塞、肺泡出血、肺泡腔内坏死细胞碎片及蛋白液积聚,表明 PLV 可极大改善 ARDS 动物肺组织学和形态学损伤。在 SWD-ALI 的实验研究中也得到了相似的结果,实验显示 PLV 组肺泡腔内炎细胞浸润明显减轻,这是由于 PFC 的高比重性和低表面张力性,抑制肺泡腔的渗出,而减少了炎细胞浸润。

(四)抑制炎症介质的表达

实验研究还发现,PLV 治疗可以使 TNF-α 等炎症介质的表达减低,表明 PFC 具有直接抑制肺内炎性细胞活性,抑制肿瘤坏死因子、白细胞介素等炎性细胞因子的表达等作用。

四、PLV 的实施方法

(一)PFC 的剂量选择

PLV 时,PFC 的首次剂量要依据患者的功能残气量来确定,通常动物实验最大剂量 30 ml/kg,或呼气末压力为 0 时,气管插管内出现半月形液面即达到剂量。Tutuncu 研究了不同剂量 PFC 注入 RDS 兔肺内对吸气末气道压及肺组织学损伤的影响,表明 PLV 满足气体交换和降低气道压的剂量应在 $10 \sim 20$ ml/kg 之间。

肺内 PFC 会随着呼吸而挥发减少,故应及时补充,损失量一般在 $2 \sim 6$ ml/(kg·h)。动态观察压力容量曲线、气管内吸出物以及气管内半月液面的存在是判断追加 PFC 时机和剂量的 3 种常用方法。在常规通气下,应间隔 $1 \sim 2$ h 对是否追加 PFC 剂量进行判定。在以下情况下需及时补充 PFC:①侧位胸片可见肺内 PFC 液面;②呼气末压力为 0 时,气管插管内半月面消失。

(二)实施方法

通常将 PFC 在 $5 \sim 15$ min 内按 $2.5 \sim 5.0$ ml/kg 从气管插管内滴入肺部,$15 \sim 30$ min 后重复滴入,直到气管插管内胸骨水平出现半月面,与此同时配合应用呼吸机机械通气(呼吸机条件:潮气量 $10 \sim 15$ ml/kg,PEEP $4 \sim 6$ cmH$_2$O,呼吸频率 $20 \sim 30$ 次/min,吸呼比 $1:1 \sim 1:3$,FiO$_2$ 1.0)。即在肺内充满 PFC,保证肺泡不萎陷的情况下进行机械通气。

(三)监测指标

在实施 PLV 过程中,需监测基本生命体征,监测潮气量、气道压力等机械通气参数以及肺功能和血气变化等指标。

(四)通气方式选择

实施 PLV 的最佳通气方式为辅助控制通气,研究表明,采用定容、高 PEEP、短吸气时间的通气方式,能够更好地纠正低氧血症,减少死腔量,提高肺顺应性。

五、PLV 的并发症

PLV 时,肺内的 PFC 不能被机体代谢,可通过气管插管经蒸发而被逐渐排出体外,一般在通气后 3 周内几乎可以完全清除,不会长期存留。另外动物毒理实验也未发现 PFC 有毒性作用。

Calderwood 等研究显示,犬在液体通气后 3 个月和 36 个月时,各组织器官的光镜组织学检查均未见异常,因此,采用 PFC 实施 PLV 是比较安全的。

通过对 PLV 实验动物的观察显示,PLV 对心率、平均动脉压、中心静脉压均无明显影响,表明 PLV 对血流动力学影响较小,不影响临床应用。

PLV 的并发症较少,主要为气胸,另一并发症为黏液栓堵塞气管插管,这是由于 PFC 可刺激呼吸道分泌大量非炎性黏液,大量黏液积聚可阻塞气管插管而影响通气功能,有报道发生率为1/19,及时吸痰可预防其发生。

总之,PLV 不仅可以改善患者的气体交换、肺呼吸力学指标、病理改变,而且对循环系统影响小,不良反应小,并发症少,安全性好,且经大量动物实验与临床观察证实疗效好,是一种很有前景的治疗方法,值得我们进一步开展更多的临床和实验研究。

第五节 高压氧治疗

在海水淹溺肺水肿的治疗方面,除了药物、机械通气和液体通气已经显示了良好的效果外,高压氧(hyperbaric oxygen,HBO)治疗越来越引起了临床工作者的重视。HBO 能迅速增加动脉血氧含量,提高动脉血氧分压,阻断由于缺氧造成的恶性循环,从而有效阻止海水淹溺肺水肿向 ARDS 转化(图 6-2)。

一、HBO 治疗海水淹溺肺水肿的机制

(一)高气压对呼吸道、肺泡的物理作用

海水淹溺时,呼吸道内可产生较多量泡沫痰,而导致呼吸道部分梗阻。在进行 HBO 治疗时,舱内患者呼吸道内和肺组织间压力相继增高,呼吸道内气泡的体积缩小或破碎,从而改善了通气功能。当肺组织间静水压力超过毛细血管静水压力后,就可阻止毛

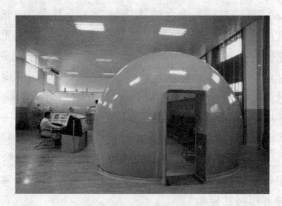

图 6-2 高压氧治疗舱群

细血管内液体外渗,控制组织间水肿。因此,HBO 治疗对各种原因导致的肺水肿均有较好的疗效。对肺水肿的控制主要靠高气压,类似机械通气时产生的气道内正压。朱亚芳等报道,急性肺水肿的患者,随着舱内压力的升高,患者自觉呼吸通畅,肺水肿已明显改善,出舱时缓解。

(二) HBO 对血管的物理作用

在高气压环境下吸纯氧,肺血管处于收缩状态,血流量减少,毛细血管渗出减少。方以群等在探讨 HBO 促进微血管收缩的机制时发现:0.25 MPa(2.5 ATA)HBO 治疗组大鼠血管平滑肌 Ca^{2+}-ATP 酶活力明显增加,能够促进血管收缩。因此,海水淹溺进行 HBO 治疗时,由于肺内高渗性海水引起的肺毛细血管内水分外移得到改善。

(三) HBO 治疗可以迅速改善缺氧

HBO 治疗可以迅速增加动脉血氧含量、氧分压,在 0.20 MPa 的治疗压力下,血浆中物理溶解氧较常压下吸空气时提高约 14 倍。HBO 治疗能增加组织毛细血管血氧的有效弥散距离,在 0.30 MPa 环境下吸纯氧血氧弥散距离是常压环境下的 3 倍。

HBO 治疗能增加全身组织供氧,迅速改善各器官、组织的缺氧状态。使组织、细胞的有氧代谢增强,无氧酵解减弱,酸性代谢产物减少,细胞内外离子紊乱得到纠正,细胞内外水肿减轻,有效地控制了海水淹溺肺水肿的两大因素——低氧血症和代谢性酸中毒。刘新卷等观察了 HBO 治疗对动脉血气指标的影响,结果表明,HBO 治疗组动脉血氧分压、氧饱和度、pH 值明显高于对照组。

(四)HBO 治疗可以加速组织修复

HBO 治疗可以增强机体吞噬细胞吞噬坏死组织的能力,加速病灶清除;加之组织缺氧得到改善,海水淹溺肺水肿时破损的毛细血管内皮细胞和肺泡上皮细胞得到修复。Ⅱ型肺泡上皮细胞增生,故肺泡表面活性物质分泌增加,肺泡表面张力降低,使萎陷的肺泡膨胀,恢复其交换气体的功能,改善肺的通气/血流比例。

(五)HBO 治疗对凝血系统的影响

董文度等撰文指出:由于海水的高渗作用,血管内液体外渗,血液浓缩,黏稠度增加,加之促进血管收缩的活性物质产生增多,促进血小板聚集、黏附和破裂,释放大量血小板因子,促进微血栓形成。HBO 治疗可以促进血液中纤溶过程,加速微血栓溶解,防止新血栓形成。高压氧环境可减少血小板的聚集,增加红细胞的弹性,降低红细胞比容及减少红细胞的生成,患者血液黏度明显下降,从而加快血流速度,继而改善微循环。

(六)HBO 治疗对血管活性物质的影响

前列腺素(PGI_2)和血栓烷 A_2(TXA_2)是花生四烯酸代谢过程中产生的两种重要物质。前者具有强烈的扩血管和抑制血小板聚集的作用,而后者作用相反。这两种物质极不稳定,其稳定产物分别是 6-酮-前列腺素 $F_1\alpha$(6-Keto-$PGF_1\alpha$)和血栓烷 B_2(TXB_2)。符布清等研究发现:海水淹溺时 TXB_2 明显增高,6-Keto-$PGF_1\alpha$ 无明显变化。而 HBO 治疗可明显降低 TXB_2,升高 6-Keto-$PGF_1\alpha$ 的水平。即 HBO 治疗可以使缺血组织 PGI_2 产生增多,TXA_2 减少,

PGI_2/TXA_2 比例增高,减轻肺小血管和小支气管痉挛,扩张支气管和小血管,但其机制不详。

二、国内外应用 HBO 治疗海水淹溺肺水肿的情况

国外关于救治淹溺的报道当中,大多提及了机械通气和常压下的氧疗。Lee 在对重症监护病房 7 年内收治的 17 例淹溺患者(其中海水淹溺 9 例和淡水淹溺 8 例)的回顾性研究中发现:所有患者的胸部 X 线检查均有相似的肺水肿征象。许多作者报道的关于两种肺水肿的治疗不存在大的差异。关于海水淹溺肺水肿的HBO 治疗,国外报道较少。Neubauer 等报道了 1 例淹溺患者进行了 HBO 治疗,但 HBO 治疗是针对淹溺造成的缺氧性脑病。其方案为 0.15 MPa(1.5 ATA),单人纯氧舱,治疗 1 h。HBO 治疗后患者认知能力及肢体运动功能明显改善。

国内关于这方面的报道以动物实验居多。凌斌勋等用海水肺内灌注的方法制作出兔海水淹溺肺水肿模型,在高频喷射通气和药物治疗的基础上加用 HBO 治疗。与对照组比较,HBO 治疗组肺部形态结构的病变程度明显减轻,肺组织细胞内 Ca^{2+} 沉淀反应强度明显减弱。作者从超微结构的水平进行观察并得出结论:HBO 治疗可以明显改善由于缺氧引起的肺组织细胞损伤和各种病变,配合 HBO 的综合治疗是救治海水淹溺肺水肿的理想手段。谢劲松等从基因表达的水平探讨了 HBO 治疗的作用。作者研究发现:海水淹溺肺水肿时,兔肺组织受到急性损伤,c-Fos 和 c-Jun基因大量表达,HBO 治疗组两基因表达明显减少,从而说明 HBO治疗可明显减轻海水淹溺对肺的损伤。刘新卷等通过动物实验证明 HBO 治疗能有效地阻止海水淹溺肺水肿向 ARDS 转化。国内报道的动物实验中,HBO 治疗方法大多如下:兔肺内灌注海水后20 min 开始药物治疗,30 min 时进行高频喷射通气,120 min 时放入动物纯氧舱内进行 HBO 治疗,治疗压力 0.2 MPa(2.0 ATA),加压 5 min,稳压 40 min,减压 15 min,总计 60 min。治疗结束后或观

察存活时间,或处死观察组织结构。上述实验仅做 1 次 HBO 治疗,未对治疗压力、时程及疗程进行讨论。

　　HBO 用于临床治疗仅见个案报道,且多为合并肺水肿、呼吸窘迫、脑水肿的重症淹溺患者。一方面与该病不是常见病、多发病有关;另一方面也与该病发生的地点特殊、救治措施有限有关。作者采用单人纯氧舱进行 HBO 治疗,治疗压力 0.2 mPa(2.0 ATA),稳压 40~60 min,早期治疗每天 1~2 次,首次治疗结束后双肺湿啰音基本消失,第 2 次治疗后双肺湿啰音完全消失,意识转清,后坚持治疗 10 余次,痊愈出院。此外,HBO 治疗光气中毒、一氧化碳中毒、二氧化氮中毒等其他原因所致肺水肿的报道较多,在治疗原理和治疗方案上与海水淹溺导致的肺水肿是类似的。

三、HBO 治疗适应证与禁忌证的筛选

　　中华医学会高压氧医学分会 2004 年推荐的 HBO 治疗适应证为 61 种,其中肺水肿是 HBO 治疗的急症适应证之一。

　　HBO 治疗的绝对禁忌证有:未经处理的气胸、纵隔气肿,肺大疱,活动性内出血及出血性疾病,结核性空洞形成并咯血;相对禁忌证有:重症上呼吸道感染,重症肺气肿,支气管扩张症,重度鼻窦炎,心脏Ⅱ度以上房室传导阻滞,血压过高者(超过 160/100 mmHg),心动过缓 <50 次/min,未做处理的恶性肿瘤,视网膜脱离,早期妊娠(3 个月内)。有以上禁忌证的患者不能进行 HBO 治疗,假如患者体质过度衰弱、严重营养不良时,或癫痫症状未能控制、有严重精神症状,也不宜行 HBO 治疗(图 6-3)。

四、HBO 治疗的注意事项

　　1. 治疗地位　　本病应以常规治疗为主,HBO 治疗为辅。常规治疗包括药物、机械通气等。常规治疗应在 HBO 治疗前和后进行,有条件者也可在高压舱内 HBO 治疗的同时进行。

　　2. 治疗压力及方案　　根据病情决定,一般 0.20~0.25 mPa

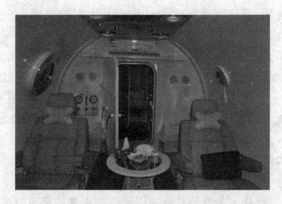

图6-3　高压氧治疗舱内

（2.0~2.5 ATA）。压力过高,易发生氧中毒、减压病等;压力过低,不利于控制肺水肿。肺内动、静脉分流严重,低氧明显时,可采用0.25 mPa(2.5 ATA),适当缩短吸氧时间(40~60 min,中间休息10 min);症状较轻时,可采取较低压力0.20 mPa(2.0 ATA),适当延长吸氧时间(60~80 min,中间休息10 min)。减压时间宜稍长(一般超过30 min),防止肺水肿反跳,也可在减压前使用地塞米松或呋塞米预防肺水肿反跳。

3.**肺水肿反跳**　在加压治疗时肺水肿控制,减压过程中或减压后肺水肿重新出现,称为肺水肿反跳。其机制为:在进行HBO治疗时,舱内患者呼吸道内和肺组织间压力相继增高,当肺组织间静水压力超过毛细血管静水压力后,就可阻止毛细血管内液体外渗,控制组织间水肿。但由于肺组织、毛细血管内皮细胞和肺泡上皮细胞受损后尚未修复,减压过快可能导致上述相反的过程,称为肺水肿反跳。在吸氧末期或吸氧刚结束时肺水肿加重应考虑肺型氧中毒。因两者处理原则不同,故需注意区别。

4.**治疗时机及疗程**　HBO治疗应越早越好,尽快阻断恶性循环,使病情向好的方向转归。一般每日一次,病情基本痊愈即可停止,一般不超过20次。但当合并脑水肿或缺氧性脑病时,疗程可适当增加。

5.氧舱类型与治疗　目前国内用于 HBO 治疗的氧舱按照加压介质不同分两大类,空气加压舱和纯氧加压舱;按照治疗人数不同分两大类,多人舱和单人舱。一般来说,多人舱都是空气加压舱,空间大,安全性高,允许医务人员陪舱,可同时完成输液、吸痰等操作,适合病情较重的肺水肿患者。单人舱都是纯氧加压舱,它保证了患者不用戴面罩也可以吸入较高浓度的氧气,但由于单人纯氧舱舱容的局限性以及治疗时的危险性,目前多用于小儿的 HBO 治疗。单人纯氧舱空间狭小,医护人员不能陪护,一旦患者出现了紧急情况,无法及时、有效地处理,加之如果患者有明显的躁动,还可能导致意外损伤。因此,建议使用单人纯氧舱治疗的患者应具备下列条件:能保持安静;保证 90 min 左右不用吸痰;最好是患者能部分配合治疗。

6.HBO 舱内呼吸机的应用　既然 HBO 治疗和机械通气都是治疗海水淹溺肺水肿的有效手段,那么两者同时进行能否实现呢?国外从 20 世纪 70～80 年代开始已有使用 HBO 舱内呼吸机的报道,早期应用的如 Sechrist 500 A 型呼吸机、气动 Emerson 呼吸机、IMV Bird 呼吸机、改进的 Mark 2 Bird 呼吸机、Urgency Bird 呼吸机等。后来 Stahl 等报道对 Siemens-Elema、Servo 900C 和 Microvent 等型呼吸机在高压环境下的应用进行了对比分析。国内关于 HBO 舱内呼吸机的应用还处于起步阶段。朱剑铭等报道了在 0.10～0.25 MPa 环境下应用美国 Impact 公司的鹰牌 754 型简易呼吸机的情况。潘晓雯等报道了国产 QS-100 型舱内气动变压式呼吸机的临床应用情况,后改进为 QS-2000C1 型。高光凯等应用意大利产 Siaretron 1000 型高压舱内专用呼吸机救治了危重患者多例,并对呼吸机的排气方式进行了改进。对于气管插管和气管切开的患者,通过调整适宜的通气模式和参数,上述呼吸机不但可以使有自主呼吸的患者顺利完成 HBO 治疗,更重要的是可以使无自主呼吸或自主呼吸微弱的患者早期开始 HBO 治疗。

五、HBO 治疗的不良反应

HBO 治疗是一种相对安全的无创治疗,然而 HBO 治疗时,高气压、高浓度氧、技术人员操作不当及患者配合不当等都可能会导致一些并发症的发生,但发生率非常低。

比较常见的是中耳气压伤和幽闭恐惧症,其发生率不到 1%,中耳气压伤可以通过改善调压动作、短期局部使用收缩血管药物、鼓膜穿刺等手段预防;一旦发生,可以通过休息、防治感染等手段治疗,一般短期内可痊愈,不会留有后遗症。幽闭恐惧症的病因以心理因素为主,多数通过宣教、家属或医护人员陪同治疗能改善。其他更罕见的并发症还有肺气压伤、气栓症、氧中毒等。在进行 HBO 治疗时应服用抗氧化剂(自由基清除剂),如:维生素 C、维生素 E、银杏叶制剂、还原型谷胱甘肽等。有作者报道,海水淹溺肺水肿动物血浆中房利钠多肽(ANP)较淹溺前明显升高,它可以调节体液容量和血压。与此同时,管亚东等研究发现:ANP 能一定程度地抑制肺型氧中毒。因此,海水淹溺肺水肿在进行 HBO 治疗时发生肺型氧中毒的概率会大大降低。

总之,在海水淹溺肺水肿的治疗方面,HBO 已经显示了良好的效果。但对于 HBO 治疗的最佳压力、时程、方案及疗程尚需进一步深入研究。

第六节　预后与展望

据世界卫生组织估计,全世界每年因淹溺致死的人大约 4000 万,成为全球第二大意外死亡因素,仅次于交通事故。近年来各种原因导致的海难时有发生,据统计印度洋海啸死亡人数接近 30 万。我国部分地区资料调查显示淹溺已经成为我国居民意外伤害主要死亡原因之一,是青少年意外伤害最主要的死亡原因。而海水淹溺是在海上作战、海上作业时常易发生的意外事故,每年因海水淹溺而死亡的人数居意外死亡人数的第3位。

海水淹溺是海难和航海作业事故中造成死亡的主要原因,死亡的主要原因是海水进入肺内后导致的急性肺损伤(seawater induced acute lung injury,SW-ALI),并由此导致急性呼吸窘迫综合征(seawater respiratory distress syndrome,SW-RDS)。

对淹溺定义的解释历来有较大争议。有人曾经将海水淹溺分为近乎淹溺(near-drowning)和淹溺(drowning),认为淹溺是指由于浸没或吸入海水后在24 h内死亡者,而近乎淹溺是指经历上述事件后24 h内仍存活者。WHO甚至一度将淹溺事件分为淹溺(drowning)、近乎淹溺(near-drowning)、近近淹溺(near-near-drowning)。后来的研究发现上述定义并不能准确反映研究者及临床医师对淹溺概念的准确理解。现在一般认为,海水淹溺是指浸没或吸入海水后海水进入呼吸道导致的窒息,患者部分或必须需要氧疗或机械通气治疗。

决定淹溺者预后的因素主要是缺氧的严重程度和持续时间,以及淹溺者的基础情况。有以下因素可提示预后较好:①水下淹溺时间<10 min;②肺部无吸入;③血气pH>7.1;④心、肺复苏能够迅速恢复心搏和呼吸;⑤血糖<11.2 mmol/L;⑥意识清醒或格拉斯哥昏迷评分>6;⑦瞳孔对光反应存在等。这些因素应综合考虑,其中水下淹溺时间为主要因素。

二十余年来,海水淹溺在动物模型、损伤及发病机制、病理及病理生理学、治疗等方面研究均进行深入研究并取得较大进展。然而,今后对海水淹溺的研究仍需要进一步深入:海水淹溺的相关定义如SW-ALI、SWD-ALI、SW-RDS等仍需进一步通过动物实验、临床研究进行规范及界定;由于海水淹溺事故具有突发性和不确定性,因此,缺乏大规模、多中心、前瞻性、随机、对照的临床实验资料。海水淹溺的综合治疗措施需要通过临床实验进一步规范。

(薛志强　彭朝胜　赵晓巍　张建鹏
张新红　胡惠军　韩志海)

>> 第七章 海水淹溺的实验室研究

第一节 海水淹溺的动物模型

在海水淹溺致急性肺损伤和急性呼吸窘迫综合征(SWD-ALI/ARDS)的研究中,对于发病机制和寻找有效干预手段,动物实验是必不可少的。动物实验模型的优点为模拟临床情况,条件可以控制,对于发病机制和干预的结果判断比较客观可靠。缺点为病程比较短,对于出现重症情况时难以处理。目前比较公认的救治ARDS技术在临床上的突破为保护性肺通气策略以保护损伤肺,该研究是建立在大量实验研究基础上,包括借鉴对早期不成熟肺机械通气研究的成果,是一个将实验与临床结合取得成功的范例。其他救治技术的临床试验,如吸入一氧化氮、气道滴入肺表面活性物质制剂等,均得到大量实验研究证据的支持。一个好的实验研究可以带动深入细致的临床研究,并相辅相成。本章结合海军总医院的实验室近年工作经验,重点介绍SWD-ALI/ARDS物模型在研究发病机制及干预手段方面的方法学。

一、实验动物模型的建立

(一)掌握 SWD-ALI/ARDS 标准

临床 ALI/ARDS 标准往往作为诱发实验性 SWD-ALI/ARDS 的标准。1994 年美欧联合发表 ALI 和 ARDS 的新定义认为 ALI/ARDS 的诊断标准为有发病的高危因素,ALI 时动脉血氧分压(PaO_2)/吸氧浓度(FiO_2)≤300 mmHg,ARDS 时氧合指数 PaO_2/

FiO$_2$≤200 mmHg,胸部 X 线检查两肺浸润阴影,肺毛细血管楔压(PCWP)≤18 mmHg 或临床上能除外心源性肺水肿。

由于急性实验受时间限制,ALI 可以在几十分钟至若干小时内发生,而 ARDS 一般应在 12~24 h 或更长时间出现,以求与临床急性起病阶段的病理生理过程一致。一般而言,文献中的动物模型多作为 ALI 对待,很少作为 ARDS 对待,或作为急性低氧性呼吸衰竭。因此在解析研究结果和意义上要有针对性,也是文献阅读分析中和在实验设计上必须重视的。

1.针对 SWD-ALI/ARDS 发病机制的在体动物实验模型 由于 SWD-ALI/ARDS,临床病理生理过程复杂性,以及不同干预效果的差异性,诸多因素制约导致没有一种动物模型可以作为研究 SWD-ALI/ARDS 的"经典"模型样板,或金标准(golden standard)。一般而言,在体动物实验对于研究呼吸机、各种特殊药物疗效是必不可少的。如针对不同干预机制,确定模型种类和监测指标。针对呼吸力学变化作为主要疗效判断指标,如果动物个体很小,没有可能气道插管和机械通气,则不适合。动物个体太大,增加实验操作上的难度和代价。现一般多采用兔、犬作为首选动物(图 7-1,图 7-2)。针对特殊细胞和分子的研究,可以采用体内诱发 SWD-ALI/ARDS 后,再分离纯化相关细胞体外培养,进行干预实验。理论上体外实验结果应该得到体内实验的验证,一般称为"还原",并进一步通过临床研究验证。许多体内、体外实验得到确认非常有效的药物干预手段得不到临床研究支持,最终不得不放弃。

2.针对预防和治疗 SWD-ALI/ARDS 新技术、新药的实验研究 各种新疗法和新药针对不同的病理生理机制,可以采用大、小动物模型结合的手段,或体内和体外模型相结合的方法展开。而对于病理机制的研究,则多选用小鼠、大鼠等小动物,甚至借助转基因、基因敲除、RNA 干扰技术,解析细胞分子病理过程。

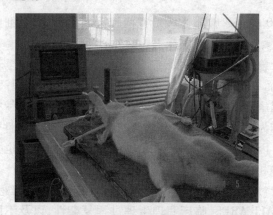

图 7-1　海水淹溺兔动物模型

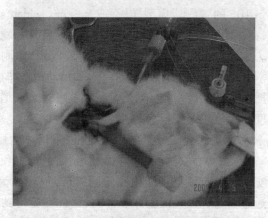

图 7-2　海水淹溺动物模型"Y"插管

(二)诱导 SWD-ALI/ARDS 的方法

诱导 SWD-ALI/ARDS 的方法是直接将一定量配方海水或直接采样的海水从气道插管直接滴入肺内,以模拟海水吸入。

(三)肺损伤和呼吸衰竭程度的判断

1.呼吸力学　在诱导开始后的数小时至 1 d 内,呼吸系统顺应性显著下降,较基础水平低30%以上,或必须将机械通气峰压(PIP)提高30%以上,并依赖呼气末正压(PEEP)通气。呼吸系统顺应性正常应保持在 $0.8 \sim 1.2$ ml/($cmH_2O \cdot kg$),异常时 < 0.6 ml/($cmH_2O \cdot kg$),一般在 $0.3 \sim 0.5$ ml/($cmH_2O \cdot kg$)。

2. 血气交换　$FiO_2 > 30\%$, $PaO_2/FiO_2 < 300$ mmHg 为 ALI, < 200 mmHg 为 ARDS,同时有影像学和病理形态学证据支持(可以在预实验中确定)。

3. 通气-灌流及肺泡死腔　由于肺不张、水肿、渗出和持续低氧,导致肺内动脉小血管痉挛、肺动脉压增加、肺血流灌注减少、肺内通气-灌流比例失调、肺泡死腔(VD/VT)增加,表现为严重持续性低氧。可以在吸入纯氧 15 min 后,抽取动脉和混合静脉血,测定动-静脉分流指数(Qs/Qt),正常 < 10% ,异常 > 20% ,ARDS > 30% 。可以借助呼出气二氧化碳分压($PetCO_2$)和 $PaCO_2$ 判断 VD/VT 水平,为无创监测,适合大个体动物。一般采用公式: VD/VT = $1 - (PetCO_2/PaCO_2)$ 来计算。

4. 肺和体循环血流动力学　可以来用球囊漂浮导管(Swan-Ganz)技术,通过颈静脉或股静脉,将导管插入动物右心室,球囊充气后顺血流飘入肺动脉,可以测定肺动脉压,肺毛细血管嵌压,热稀释法测定心输出量,并可以换算为肺血管阻力和体循环阻力。对于体循环血压可以分别监测体循环压和中心静脉压。

5. 肺形态学和组织病理学　对于 SWD-ALI/ARDS 最可靠的证据是肺病理学。可以在预实验动物,或实验模型组选择部分或全部动物检查双侧肺,以出现弥漫性渗出、炎症反应和组织细胞变性坏死为依据。大体检查可见肺呈肝样变,含气部分明显减少。肺组织应该加压灌流固定,以保持其相当于吸气末胸腔内扩张状态。肺损伤程度可以采用显微镜下半定量评分,肺泡扩张度也可以同形态计量(评分)分析。这些分析均可以采用双盲法。特殊染色和免疫化学染色对于观察特定物质和分子具有定性作用。

6. 肺外脏器功能　可以通过血液学和生化学检查,判断骨髓动员白细胞生成,血液凝固和纤溶状态、特异和非特异免疫功能、多器官功能异常和衰竭,从整体判断动物生命状态,以保证基础治疗和器官功能支持得当。

(四)利用影像学和放射性核素技术的实验研究

1. X 线摄片　胸片作为对实验性肺损伤模型的非介入性诊断依据,具有重要价值。通过动态摄片,可以获得模型早期、极期、迁延或恢复期的肺部影像学特征。

2. CT、MRI、PET 技术　利用计算机断层扫描成像技术,成为近 10 年肺病理学研究的重要手段。可以根据研究需要,选择合适的成像技术手段,研究肺损伤特征和特殊干预手段的特点,比如改变体位、调节呼吸机压力参数,对不同部位闭陷肺复张的影响。

3. 放射性核素　利用 ^{99}Tc 标记的化合物在肺内的时间、空间分布特点,是研究在损伤肺中药物分布特征的主要技术。涉及药物代谢池变化的实验模型也常应用,比如将 ^{3}H 标记的胆碱、^{14}C 标记的磷脂作为肺表面活性物质合成、清除速率的示踪物质。近年利用稳定放射性核素从事的动物实验研究取得很好效果,开始为开展临床人体药物代谢研究提供了安全保证。PET-CT 技术亦结合放射性核素示踪和 CT 成像技术,在 ALL／ARDS 实验研究中已有报道。

(五)实验动物模型对临床的指导意义

根据多年的肺损伤实验研究经验,对于判断实验动物 SWD-ALI／ARDS 的临床意义,我们认为以下一些方面需要特别关注。

1. 病理损伤变化特点　针对 ARDS 为双侧肺严重的肺泡水平炎症渗出性改变特点。实验模型的病理损伤必须同时具备广泛的炎症细胞和血浆蛋白渗出、肺泡和(或)间质水肿,可以伴有小气道上皮损伤、脱落和肺出血。通过对肺损伤的半定量评分,可以将对照组和干预组间的损伤平均程度加以区别。

2. 干预的效果和安全性评估　目前采用的实验性 SWD-ALI／

ARDS干预手段基本以呼吸机通气模式(潮气量、PEEP、肺开放等)作为常规支持性技术,或应用气道滴入肺表面活性物质、吸入一氧化氮、全身或局部糖皮质激素等为代表的药物疗法,分别针对肺泡萎陷、肺血管痉挛性低氧血症、肺炎症反应等进行干预。干预的效果可观察相应指标,应从平均气道压、平台压、氧合指数、通气指数、顺应性、血气、肺内分流、炎症的生物学和生化学指标、肺病理等方面综合判断。

3. 动物模型的局限性 实验室近年开展的一系列研究模拟SWD-ALI/ARDS,可以使实验动物肺损伤后在呼吸机治疗下存活48 h以上,保证了干预治疗(如压力支持通气、联合应用肺表面活性物质和吸入一氧化氮)的比较,更接近于临床情况,使干预效果的评判具有较高的临床意义。但是,实验证实有效,最终是希望临床人体上产生同样效果。但由于SWD-ALI/ARDS除海水淹溺因素外,还有低温、感染等其他因素存在,因而实验结果,仅针对淹溺因素,并非临床上SWD-ALI/ARDS的完整治疗方案。作为综合征,应该在多方面开展针对SWD-ALI/ARDS的救治,但在实验分组上会产生困难。在不同实验解决1~2个问题的基础上,通过系列研究,方有可能判定一些联合治疗措施的适用性。

二、实验设计和管理

(一)试验设计

1. 实验设计中,应该掌握相关模型文献,针对不同动物,诱导SWD-ALI/ARDS海水的具体量应行预实验进行进一步证实,制订合适的模型计划。根据干预和观察指标,确定分组和对照,确定同组在不同时间段亚组的设置,同时确定参数指标表达方式、统计分析方法。多组间比较多采用方差分析(ANOVA)和采用合适的两组间差异显著性检验。

2. 制订实验方案(protocol),便于实验人员理解实验目的和设计细节。制订实验流程(flow chart),便于每一次实验时间和方法顺序的一致性。收集实验数据(record),根据实验流程进行中各参数大量数据记录,作为原始资料,做好备份和输入 Excel 数据表、数据库储存。实验动物的标本处理(sample process),应该及时妥善收集处理,包括步骤细节,在保温、培养、离心、标签、储藏等均应考虑周到。根据实际情况对方案和方法修改,不应该严重影响整个实验计划和结果。

3. 实验结果分析和表达。对于实验动物一般情况的表达,包括体重、性别、基础状态等参数。动态参数随时间点变化规律可以通过图表表达,相关数据的表达方式、有效数值、单位、统计分析检验等。

(二)导致实验失败的因素及其处理原则

1. **实验模型选择不当(inadequate)** 如果选用模型不当,则实验观察目标不具有针对性,实验参数和结果与研究目标不符合,实验达不到目标,甚至失败。比如,实验模型目标为 ARDS,但诱发肺损伤后,一些主要指标如血气、病理并不支持,因此实际上是 ALI 模型。对模型由 ALI 向 ARDS 发展演变阶段,应该考虑血气分析、呼吸力学、肺内分流、病理损伤等指标的动态变化差异达到显著性,然后对于治疗干预效果的判断才会有实际意义。在研究设计上通常应有统计学上明确的无效假设,对于预期的差异没有达到统计学上的显著性,不意味着整个实验失败,或结果没有意义。此外,注意在不同动物进行相同的肺损伤诱导,可能由于动物的耐受性不同,或致病作用的不同,使在一种动物上稳定出现的肺损伤,难以在另一种动物诱发出。必须指出应认真对待和鉴别实验结果与假设不符合,即出现"阴性"结果,不意味实验失败。或某些生物、生化指标显著改变,但得不到血气、呼吸力学、病理的支持,此时亦不能简单认为产生实质性肺损伤病理生理变化。因此,应该辨证、全面看待实验过程和结果。

2. **实验方法不一致(inconsistent)** 实验对条件的控制要求严格,必须保持诱发手段和基础治疗条件的一致性(consistency),包括诱发海水量、基础治疗（呼吸机参数、补液）趋同。在这些关键点上如果经常更改，甚至随意更改，就不能得到预期结果。纠正的方法在于非常重视预实验中条件的摸索和稳定。在新手中，往往有"学习曲线"效应，表现为实验后半部分对条件的控制和个体实验成功率优于前半部分，在同一实验室重复进行类似实验则新手可以从前人的经验中直接受益。但在新手完全摸索期间，可能花费较长时间，应格外注意保持实验条件的前后一致性。

3. 对已有实验模型的改进　许多时候需要根据研究目标和内容，对原文献中介绍的模型进行修改，在探索中，有失败的可能，必须进行分析和反复实验，改进方法、建立新模型，也可能取得突破性进展。常见问题是动物迅速死亡，或模型主要损伤参数不能达到指标要求。对于迅速死亡问题，可以采用海水量减量递增方法，避免对动物的强烈打击。一般动物对低氧不能耐受，因此对模型的控制应避免迅速出现低氧血症。多数情况下动物的 PaO_2/FiO_2 处于 $200 \sim 300$ mmHg，可以长期存活；一旦 < 200 mmHg，则会出现心功能异常、低血压，造成实验提前结束。应注意，对于实验中一些作为实验稳定性的参数，如 $PaCO_2$、潮气量、补液量等，应该详细记录并报告，而这些参数在实验报告中经常被忽略，但是具有重要意义的指标，可以帮助判断各种干预是基于一致的实验手段控制下。

4. 体内与体外实验结果的不一致　对体外实验向体内实验的还原和验证中，经常会出现体外实验的阳性结果，在转入体内实验时得到阴性结果。体内实验受到整体和神经体液因素、细胞间交互作用的影响，肺与呼吸活动还受到胸腔解剖和物理因素的制约和影响。正确的实验设计和对结果的预期及分析，也是对研究人员的挑战。对于必须同时比较体外、体内效果的实验，应该在预实验阶段同时摸索。否则在体外实验中的阳性结果，经不起体内实验的证实，其实际意义不大。在此，注意区别并避免对实验假设的机械性还原。

5. 实验结果表达和统计分析的错误　动物实验结果在表达上

没有选择合适的图表,统计方法不当,对结果的研判会大相径庭。许多实验结果采用均数和标准误,然后用组间 Student t 检验,在5%水平有组间差异显著性。这种情况下,可能由于样本量偏小,数据为 t 分布。在加大样本时可能组间差异显著性不复存在。在此情况下要考虑采用基于方差分析的两两组间差异性的显著性检验(如 Student-Newman-Keuls),或采用比较非参数统计检验(如 Wilcoxon Signed Ranks,秩和检验)。在这些检验中差异显著性达到5%水平,可以认为该样本下的差异有统计学意义。

第二节 海水淹溺的实验动物准备及介入技术

自20世纪90年代以来,国内用向气管内灌入海水的方法制作了兔、绵羊、犬、小鼠等 PE-SWD/ SWD-ALI 模型,开展了大量实验研究。

一、实验动物和配方海水准备

(一)实验动物

选用健康雄性新西兰大白兔(由北京大学实验动物中心提供,实验动物许可证编号:SCXK 字 2002 – 005),体重(2.35 ± 0.26)kg,(7 ±1)月龄。

健康成年杂种犬(由北京科宇实验动物养殖中心提供,实验动物许可证编号:SCXF – 京 2008),体重 13.5 ~ 19.8 kg,雌雄不限。

雄性健康 Sprague-Dawley 大鼠,体重(325 ±25)g。

(二)配方海水

由中国国家海洋局第三海洋研究所海洋生化研究室提供我国东南沿海海水主要成分配制。主要参数:渗透压 1250 ~ 1350 mmol/L,pH 8.20,比重 1.05 ~ 1.06,NaCl 26.518 g/L,MgCl₂ 22.447 g/L,MgSO₄ 3.305 g/L,CaCl₂ 1.141 g/L,KCl 0.725 g/L,NaHCO₃

0.202 g/L,NaBr 0.083 g/L。

二、介入技术

(一)动物模型制作和样本采集(以兔为例)

1.动物模型制作具体如下 动物禁食 12 h,20% 氨基甲酸乙酯(1.0 g/kg)耳缘静脉麻醉(实验中按需追加 20% 氨基甲酸乙酯维持动物麻醉状态);或给予给予速眠新和氯胺酮(1∶1)1 ml/kg肌内注射麻醉;兔仰卧位固定于实验台上,行气管切开,插入"Y"型塑料插管(管口外径 4.3 mm,内径 3.5 mm,下同);颈总动脉插管,连接 Medlab 四导生理监测仪(江苏南京美易科贸公司出品)。将 30 cm 长塑料导管插入气管内,抬高兔头侧 45°,匀速向兔肺内灌入海水(3 ml/kg),建立海水淹溺肺水肿兔模型;对照组除不灌海水外,其余同海水淹溺组。灌海水后动物均在 1 min 内出现明显的呼吸困难、窘迫、口唇发绀,呼吸频率显著增加,两肺布满湿啰音,气管插管内溢出粉红色泡沫状液体,动脉血气示 $PaO_2 < 50$ mmHg、$SaO_2 < 80\%$、PaO_2/FiO_2(氧合指数)< 300 mmHg,认为建模成功,开始计时。

2.标本采集和检测分析 各组连续观察 3 h,实验结束后,各取 7 只动物处死做病理检查,余者缝合气管观察存活时间。各组于不同处理前及处理后 5 min、15 min、30 min、60 min、120 min、180 min 观察血气分析:pH 值、氧分压(PaO_2)、二氧化碳分压($PaCO_2$)等以及呼吸频率(BR)、心率(HR)、体循环平均动脉压(MAP);于实验前及实验后 120 min 观察肺泡灌洗液中相关因子、中性粒细胞计数;观察肺组织干、湿重比等肺损伤指标;进行肺组织普通病理及电镜观察;观察动物存活时间。

动脉血气分析:各组均于手术或模型建立后 0 min、30 min、60 min、90 min、120 min 经左侧股内动脉采集 0.5 ml 动脉血,注入抗凝试管(试管中预置 3.8% 枸橼酸钠 0.3 ml)用于动脉血气分析。

支气管肺泡灌洗液(BALF)的采集:各组于固定时相点放血

处死,随后开胸、夹闭气管取全肺。左侧肺叶作肺泡灌洗:生理盐水以 5 ml/次,共 10 ml,回收率为 70% 左右。

组织标本测定:测定右上、中叶用于肺组织干/湿重。各组于右下叶同等部位取 0.5 g 肺组织,10% 甲醛固定,石蜡包埋、切片,HE 染色,待行病理检查。

肺泡巨噬细胞的分离和培养:将支气管肺泡灌洗液按 1000 r/min 离心 10 min,沉淀后洗涤、悬浮后,置 25 ml 玻璃细胞培养瓶中,于 37℃、5% 二氧化碳、pH 7.2 条件下培养 4 h,再用培养液冲洗、分离纯化,以瑞氏染色证实为巨噬细胞,纯度 >95%,台盼蓝染色鉴定细胞活力 >90%。

(二)介入治疗方法

1. 机械通气 机械通气能:①改善低氧血症,减轻代谢性酸中毒,增加肺血管流量;②减轻肺泡 Ⅰ、Ⅱ 型肺泡上皮细胞和血管内皮细胞的损伤和破坏;③稳定地提供一定肺泡气流,防止肺泡的进行性萎陷;④提供的正压有效地阻止组织液进一步渗入肺泡腔;⑤低氧改善后阻断了炎性介质释放所引起的恶性循环。

模型海水灌注结束后 1~2 min 给予以下机械通气:

常规机械通气(conventional mechanical ventilation, CMV)组(CMV 组):采用容量控制通气,潮气量 8~10 ml/kg,呼吸频率 30 次/min,吸/呼比 1:(1~2),吸入氧浓度(FiO₂)1.0,氧体积数 40%,PEEP 0.49 kPa。CMV 治疗后,其氧分压很快上升,治疗 2 h 后,能基本达到正常水平。当然,由于 CMV 仅仅改善了 PE-SWD 的通气状况,其 PE-SWD 时酸中毒的主要机制系代谢因素,因此治疗后 pH 值的变化较不理想。

高频喷射通气组(HFJV):呼吸频率 180 次/min,压力 0.15 kg/cm²。高频喷射通气组(HFJV)被证明是一种有效的治疗海水淹溺型肺水肿的通气方式。但 HFJV 由于其自身的缺陷,对于改善低氧血症很不理想,其血氧饱和度值仅能达到 90% 左右,对于改善肺水肿时的肺泡萎陷亦很差。CMV 和 HFJV 治疗有效地减轻了

PE-SWD时的肺损伤程度。随着通气时间的延长,间歇正压通气能很好地改善肺水肿后的肺顺应性,呼吸频率也逐渐降低,CMV 较 HFJV 的治疗效果更佳。

间歇正压通气(IPPV)+呼气末正压(PEEP):容量控制模式,流量触发,吸入氧气浓度(FiO_2)1.0,吸呼比1:2,潮气量10 ml/kg,呼吸频率 30 次/min,PEEP 5 cmH_2O。

部分液体通气组(PLV 组):采用 CMV + PEEP,通气参数同 CMV 组,并经气管插管缓慢注入 FDC 12 ml/kg,5~10 min 内注完,注入过程中随时改变体位以使液体分布均匀。部分液体通气(partial liquid ventilation,PLV):一种以全氟碳化合物作为气体交换的媒介进行机械通气的方法,全氟碳化合物(perfluorocarbon,PFC):由上海华捷视医疗设备有限公司提供的全氟萘烷(FDC),分子式 $C_{10}F_{18}$,比重 1.9 g/L,表面张力 20 dyne/cm,每 100 ml 氧容量约 45 ml,二氧化碳容量约 150 ml。

2. 高压氧治疗(HBO) 文献报道:动物模型复制成功后在单人纯氧舱(NG90-ⅡC 型,宁波 HBO 舱总厂)内行 HBO 治疗。加压前 0.10~0.13 MPa(绝对压力,下同)反复洗舱 6~8 min(不记入 HBO 治疗时间),最后降至 0.10 MPa,使舱内氧体积分数达到 0.50~0.60,然后开始加压治疗。治疗压力 0.20 MPa,加压时间 10 min,加压速度 0.01 MPa/min;稳压 60 min,稳压时舱内氧体积分数达到 0.75 以上,此后小流量连续供氧换气(15~20 L/min),维持舱内氧体积分数在 0.80~0.90;减压 20 min,减压速度 0.005 MPa/min。减压出舱后继续给予导管(管口外径 2.1 mm,内径 1.6 mm;导管插入"Y"型塑料插管的一个开口内约 1 cm 处固定,另一个开口与大气相通)吸氧,流量 2 L/min。

HBO 治疗可以迅速增加血氧分压,氧弥散半径增大,增加了全身各组织供氧,使组织、细胞的有氧代谢增强,无氧酵解减弱,酸性代谢产物减少,细胞内外离子紊乱得到纠正,从而有效地纠正了氧血症和代谢性酸中毒。加之 HBO 有减慢呼吸频率的作用,因此更加稳定了生命体征。

在治疗 PE-SWD 时,高压氧和机械通气都显示了较好的效果。这两种氧疗方式有选择进行,为抢救患者争取了宝贵的时间,且方法简便,容易为广大基层医护人员所掌握。与高压氧比较,机械通气能提供稳定的氧浓度和潮气量,气道内存在一定压力,有效地防止了肺泡的萎陷,因此低氧血症得以纠正,有氧代谢在一定程度上得以增强。但常温、常压下,血液内物理溶解氧量有一定限度;机械通气时使用一定长度的管道,人为地增加了死腔容积;加之呼吸机给予的呼吸频率抑制了兔的自主呼吸,这些原因导致 $PaCO_2$ 始终维持在一个较高的水平。代谢性酸中毒、呼吸性酸中毒同时存在,故治疗结束时 pH 恢复不理想。

(三)血滤:连续性静-静脉血液滤过(CVVH)

文献报道:连续性血液净化具有稳定的血流动力学、持续稳定地控制氮质血症及电解质和水盐代谢、能够不断清除循环中存在的毒素或中分子物质,且可按需提供营养支持及药物治疗等优点,从而为危重患者的救治提供了非常重要的、赖以生存的内稳态平衡。尤其在迅速恢复液体平衡、纠正电解质及酸碱失衡、维持内环境稳定方面具有独特优势。临床上已成为治疗 ARDS、多脏器功能障碍综合征(MODS)、严重酸中毒及水、电解质平衡紊乱、急性坏死性胰腺炎等重要手段。因此持续性血液滤过已用于各种原因引起的 ARDS,但由于海水渗透压高,不宜用常规置换液透析。在常规置换液配方上改革,在第 1、3 小时置换液中加入 10% 的羟乙基淀粉 500 ml 以提高血浆胶体渗透压,利于水分从肺内转入血循环,从而减轻肺水肿。结果显示本疗法具有纠正酸碱平衡失调和改善低氧血症、清除血管外积水,纠正肺间质和肺泡水肿,清除炎症介质,显著减轻肺损伤的作用。

动物准备

健康杂种犬 14 条,体重 10~20 kg,雌雄不限。氯胺酮 40 mg/kg 肌内注射后固定,实验过程中小剂量追加。经口腔气管插管。颈外静脉留置导管,作为持续性静-静脉血液滤过(CVVH)的血管通路,颈外动脉留置导管,用来采集血气标本及血标本。

采用 BM-25 连续性床边血滤机(Baxter,USA)进行 CVVH。颈外静脉留置 8Fr 双腔中心静脉导管(Arrow,USA)作为 CVVH 的血管通路,采用 CT-190 三醋酸膜血滤器(膜面积 1.9 m^2, Baxter, USA),血流量 80~100 ml/min,新鲜配制碳酸氢盐置换液(Na^+ 149.36~164.16 mmol/L, Cl^- 112.16~124.98 mmol/L, HCO_3^- 41.67~43.65 mmol/L, Ca^{2+} 2.71 mmol/L, Mg^{2+} 1.52 mmol/L, Glu 9.26~13.89 mmol/L),以 250~280 ml/(kg·h)置换输入。犬灌完海水 15 min 后, CVVH 干预治疗 4 h,累计净超水量 50~100 ml(扣除灌入海水量)。肝素抗凝首剂 5 mg/kg,维持 1 mg/(kg·h),血管通路用 40 mg/L 的肝素生理盐水循环 30 min。

因海水渗透压高,在第 1 小时的置换液中钠和氯的浓度分别为 164.16 mmol/L 和 124.98 mmol/L,以后逐渐降低,以提高血浆晶体渗透压,减少血浆内水分向肺内转移。并在第 1 小时和第 3 小时的置换液中加入 10% 的羟乙基淀粉 500 ml(浓度 1.6%),以提高血浆胶体渗透压,利于水分从肺内转入血循环,从而减轻肺水肿。

（孟激光　胡晓红）

参考文献

［1］ 陆再英,钟南山.内科学［M］.7 版.北京:人民卫生出版社,2008.

［2］ 高春锦,杨捷云,翟晓辉.高压氧医学基础与临床［M］.北京:人民卫生出版社,2008.

［3］ 陈建,王文睿,陈光明,等.持续性静 – 静脉血液滤过防治犬海水型呼吸窘迫综合征的实验研究［J］.临床军医杂志,2008,36(3):323 – 325.

［4］ 芮萌,段蕴铀,王海龙,等.海水和淡水淹溺致肺损伤的比较［J］.中国危重病急救医学,2009,21(7):389 – 393.

［5］ 芮萌,段蕴铀,王海龙,等.海水淹溺性急性肺损伤兔几种细胞因子的动态变化［J］.中国急救医学,2009,29(5):427 – 431.

［6］ 芮萌,段蕴铀,张新红,等.海水淹溺型急性肺损伤 PMN 凋亡的动态变化［J］.解放军医学杂志,2009,34(7):826 – 829.

［7］ 段蕴铀,张新红.海水淹溺型急性肺损伤的研究现状［J］.解放军医学杂,2009,34(7):812 – 814.

［8］ 张新红,段蕴铀,芮萌,等.海水淹溺型急性肺损伤兔血管内皮生长因子及其受体的表达［J］.解放军医学杂志,2009,34(7):819 – 822.

［9］ 王关嵩,张志远,钱桂生.溺海肺损伤的发病机制和治疗的研究进展［J］.中国急救医学,2008,28(3):262 – 266.

［10］ 孙琳,肖骞,李学云,等.深圳市 2006 年居民意外伤害死因分析［J］.中国公共卫生管理,2010,26(2):206 – 207.

［11］ 林敬德.2008 年徐州市儿童少年意外伤害死亡分析［J］.中国校医,2010,24(1):17 – 18.

［12］ 谢晓燕,金发光,张博,等.海水淹溺性肺水肿的药物治疗进展［J］.国际呼吸杂志,2010,30(8):496 – 499.

[13] 张勇,张博,金发光,等.淹溺肺损伤的发病机制[J].国际呼吸杂志,
2010,30(6):351-353.

[14] 李佳欢,许敏,金发光.海水淹溺性肺损伤中肺水肿发生机制的研究
进展[J].国际呼吸杂志,2010,30(14):877-800.

[15] 李王平,楚东岭,金发光.山莨菪碱对兔海水淹溺型肺水肿组织钠-
钾 ATP 酶活性的影响[J].中国急救医学,2008,28(8):718-723.

[16] 李王平,金发光,楚东岭.肺泡上皮细胞钠-钾 ATP 酶与海水淹溺型
肺水肿[J].现代生物医学进展,2008,27(4):307-310.

[17] 周长喜,钱桂生,杨昱,等.海水淹溺肺损伤大鼠肺组织水通道蛋白-1
表达变化的研究[J].中国急救医学,2008,28(4):325-327.

[18] 刘于红,韩志海,段蕴铀,等.保护性通气策略治疗海水淹溺急性肺损
伤兔的实验研究[J].中国急救医学,2008,28(10):906-910.

[19] 梁源,楚东岭,谢永宏,等.猪肺表面活性物质对海水淹溺性肺损伤大
鼠治疗的量效关系[J].现代生物医学进展,2008,8(4):619-621.

[20] 杨丽,马兴龙,李春树.不同剂量的盐酸氨溴索对海水淹溺大鼠肺泡
表面活性物质的影响[J].大连医科大学学报,2010,32(3):251-
253.

[21] 张新红,段蕴铀,芮萌,等.不同剂量地塞米松对海水淹溺型急性肺损
伤的治疗作用观察[J].解放军医学杂志,2009,815-818.

[22] 杨岚,李蕾,陈国千.炎症介质高迁移率族蛋白 B1 的研究进展[J].中
华临床医师杂志(电子版),2010,4(4):463-466.

[23] 姜凯丽,张锡刚.活性氧在急性肺损伤/急性呼吸窘迫综合征中的作
用[J].中华损伤与修复杂志,2010,5(2):54-56.

[24] 芮萌,段蕴铀,王海龙,等.海水和淡水淹溺致肺损伤的比较[J].中国
危重病急救医学,2009,21(7):389-393.

[25] 芮萌,段蕴铀,王海龙,等.地塞米松对兔海水淹溺型急性肺损伤肺组
织 NF-B 活性改变的影响[J].第二军医大学学报,2010,31(4):
394-398.

[26] 靳丽妍,朱光发.急性肺损伤/急性呼吸窘迫综合征与炎症因子关系

的研究[J].临床肺科杂志,2010,15(7):1004-1005.

[27] 李玉梅,卫洪昌.ALI/ARDS 抗炎治疗研究的策略与展望[J].中国病理生理杂志,2009,25(4): 813 -816,825.

[28] 赵瑞杰,李引乾,王会,等.Caspas 家族与细胞凋亡的关系[J].中国畜牧杂志,2010,46(17):73-78.

[29] 李捷萌,陈彦青,刘荣国.线粒体凋亡途径与 Bcl-2 家族蛋白研究进展[J].医学综述,2008,14(4):489-490.

[30] 周长喜,钱桂生,王关嵩.海水淹溺机制研究进展[J].人民军医,2008,51(10):630-631.

[31] 张新红,段蕴铀,芮萌,等.等量海水与淡水淹溺对兔肺损伤作用的比较[J].第二军医大学学报,2009,30(9): 1013-1017.

[32] 赵飞,徐志礼,何先弟,等.支气管镜肺泡灌洗在淹溺患者中的应用价值[J].中华全科医学,2009,7(12):1298-1299.

[33] 万雷,郑剑,应允亮,等.多层螺旋 CT 虚拟解剖判定溺死 1 例[J].法医学杂志,2010,26(6):469-471.

[34] 逢忠利,梁军涛,赵永茂,等.海水淹溺患者心电图变化及影响因素[J].中国疗养医学,2010(3):266.

[36] 杨昱,王关嵩,邓朝霞,等.海水淹溺型肺损伤与淡水淹溺型肺损伤特征的比较[J].解放军医学杂志,2009,34(4):393-396.

[36] 逢忠利,梁军涛,王剑伟.海水淹溺肺水肿药物治疗的临床研究[J].河北医药,2010,32(19):2686-2687.

[37] 丁新民,段蕴铀,彭朝胜,等.地塞米松对海水浸泡人肺泡上皮细胞钠通道的影响[J].解放军医学杂志,2009,34(7):823.

[38] 彭朝胜,段蕴铀,丁新民,等.特布他林对海水淹溺型肺水肿兔肺水吸收的影响[J].中国急救医学,2008,28(11):998-1001.

[39] 韩善桥,虞积耀.东海沿海海域海水细菌的分布[J].解放军预防医学杂志,2008,26(1):18-21.

[40] Warner DS,Bierens JJ,Beerman SB,et al. Drowning:a cry for help[J]. Anesthesiology,2009,110(6):1211-1213.

[41] Layon AJ, Modell JH. Drowning: Update 2009[J]. Anesthesiology, 2009, 110(6):1390 – 1401.

[42] Youn CS, Choi SP, Yim HW, et al. Out – of – hospital cardiac arrest due to drowning: An Utstein Style report of 10 years of experience from St. Mary's Hospital[J]. Resuscitation, 2009, 80(7):778 – 783.

[43] Venema AM, Groothoff JW, Bierens JJ. The role of bystanders during rescue and resuscitation of drowning victims[J]. Resuscitation, 2010, 81(4): 434 – 439.